战胜风湿骨病丛书

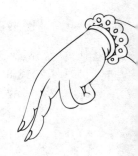

战胜干燥综合征

主 编　张丽莉　王 姝

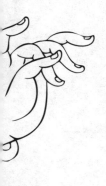

中国科学技术出版社

北 京

图书在版编目（CIP）数据

战胜干燥综合征 / 张丽莉，王姝主编. —— 北京：中国科学技术出版社，2018.8（2024.6 重印）

（战胜风湿骨病丛书 / 吴英萍主编）

ISBN 978-7-5046-8088-4

Ⅰ. ①战 … Ⅱ. ①张 … ②王 … Ⅲ. ①干燥－综合征－中医治疗法－问题解答 Ⅳ. ① R259-44

中国版本图书馆 CIP 数据核字（2018）第 154573 号

策划编辑	焦健姿　王久红	
责任编辑	黄维佳	
装帧设计	华图文轩	
责任校对	龚利霞	
责任印制	徐　飞	

出　　版	中国科学技术出版社	
发　　行	中国科学技术出版社有限公司销售中心	
地　　址	北京市海淀区中关村南大街 16 号	
邮　　编	100081	
发行电话	010-62173865	
传　　真	010-62173081	
网　　址	http：//www.cspbooks.com.cn	

开　　本	720mm×1000mm　1/16	
字　　数	124 千字	
印　　张	11	
版　　次	2018 年 8 月第 1 版	
印　　次	2024 年 6 月第 3 次印刷	
印　　刷	河北环京美印刷有限公司	
书　　号	ISBN 978-7-5046-8088-4/ R·2266	
定　　价	45.00 元	

丛书编委会名单

总 主 审　陈珞珈　王中男
总 主 编　吴英萍
副总主编　张昊旻　吴九如　张丽莉
编 委　徐忠良　孙 立　马晓依　冷 威
　　　　　应达时　毕 岩　付玉娟　张昕烨
　　　　　孟祥月　王若男　王 姝　崔 妍
　　　　　史宇航　国宝龙　刘迎辉

分册编著者名单

主 编　张丽莉　王 姝
副主编　陈维民　张元林
编 者　王致磊　崔静静　王智慧　贾贫慧

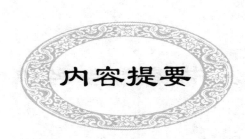

内容提要

　　本书是一本有关干燥综合征的科普图书，以吴英萍教授从医 40 多年的临床经验为出发点，从初识干燥综合征、干燥综合征治疗、干燥综合征的调养与康复等角度展开，采用一问一答的形式，生动、形象地论述了什么是干燥综合征、如何治疗及生活中如何调摄等相关问题。本书资料翔实，观点新颖，语言简洁、通俗易懂，重点突出实用，理论与临床兼顾，可以帮助患者及其亲属深入地了解本病，可以解除干燥综合征患者的困惑，指导其客观、正确认识本病，并配合临床医生治疗，树立战胜疾病的信心，可供干燥综合征患者、患者家属，以及对本病感兴趣的读者阅读。

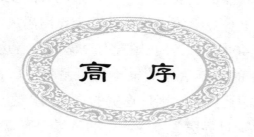

高　序

　　吴英萍教授倾心编著的"战胜风湿骨病"丛书即将付梓，她希望我为此书作序。此事如果是在两年前，我会毫不犹豫地欣然命笔。而如今，考虑我与她的关系，就有些迟疑不定。她说："这套丛书的出版是为了更好地传播预防治疗风湿病的知识和技能，帮助数以万计的风湿病患者解除痛苦，是将我几十年呕心沥血研究的独特疗法奉献给社会，你担心什么？"听到这些，我再也难以推却，只好"举贤不避亲"了。

　　"战胜风湿骨病"丛书是吴英萍教授集40余年医学研究和临床实践成果的结晶，是"英平风湿骨病治疗体系"理论和方法的具体诠释和解释，是一套融中国传统医药学与西方现代医药学于一体的风湿病大众医学科普读物。丛书从上百种风湿病中选取了8种常见、多发、患者众、危害大的风湿骨病症，由浅入深、通俗易懂地详细阐释了风湿病的病因病理和预防、诊断、治疗、康复全过程的理论知识和实践经验，既为风湿骨病医学工作者提供了一部难得的教材和工具书，也为广大风湿骨病患者的医疗康复提供了有益的指南。

　　风湿病，在我国古来有之，春秋战国时期的中医药典籍《黄帝内经》中将其称为"痹证"，是一种既常见又难治的疾病，被世界医学界称为"活着的癌症"。如果不能及时有效治疗，不仅会导致患者骨骼变形、关节扭曲、肢体瘫痪，还会累及多个脏器和免疫功能的丧失，给患者带来巨大的生理、心理痛苦和经济负担。据世界卫生组织统计，全球因患风湿病而致残的患者每年有近 4000 万人。我国现有风湿病患者达 2000 万人以上，其中 80% 的患者治疗效果不佳，尤其在广大农村地区，风湿骨病成为因病致贫、因病返贫的重要因素之一。

为攻克这一世界医学难题，帮助风湿骨病患者摆脱病痛的折磨，从 20 世纪 70 年代末开始，学习西方现代医学的大学毕业生吴英萍，在军队领导的鼓励和支持下，转而刻苦钻研中医药经典，遍访各地名医大师，巧借千家方、妙用本草经，历经 10 余年夜以继日的科学攻关，成功研究出有效治疗风湿骨病的"英平系列中成药"，获得军队科技进步奖，并在此基础上创立了一整套行之有效的"英平风湿骨病治疗体系"。30 多年来，这套治疗体系为 100 多万名风湿骨病患者提供了良好的医疗服务，有效率达 98%，治愈率近 60%。

"英平风湿骨病治疗体系"的独到之处在于既追求治疗的有效性，又探寻风湿骨病的病因和病理，以实现"既治已病，又治未病"的功效。"英平风湿骨病治疗体系"认为，人的脏腑功能失调、免疫能力下降，是导致风湿病发生的内因；而作息不周、风寒湿邪侵入，则是风湿病发作的外因。内因为本，外因为末，舍本求末则百病难除。因此，应对风湿骨病的治本之道是调节脏腑功能、重建机体平衡和增强免疫能力。根据这一理念，吴英萍教授从 100 多味纯中药中成功研制出 10 余种国家专利保护的中成药，形成有效治疗风湿骨病的"核心技术"。

传统医药学和现代医药学是我国医药学的"一体两翼"，共同承担着维护人民健康的重任。中医药和西医药各有所长，又各有所短。实现中西医药的有机融合，扬长避短，取长补短，是我国医药学发展的最大优势。"英平风湿骨病治疗体系"的可贵之处就在于探索出一条将中西医融为一体的路子，在风湿病的预防、诊断、治疗、康复等各个环节，将药物疗法、经络疗法、物理疗法、营养疗法、功能训练等各种中西医治疗手段科学组合，综合运用，从而收到标本兼治的良好效果。

2016年8月，党中央、国务院召开了具有重要历史意义的全国卫生与健康大会。习近平总书记提出了"大卫生、大健康"的理念，要求将人民健康置于优先发展的战略地位，并确定了"预防为主，中西医并重"的卫生工作方针。希望"战胜风湿骨病"丛书在健康中国建设和传播防治风湿骨病知识、技能方面能够发挥更大的作用，也希望"英萍风湿骨病治疗体系"在理论研究和实践创新方面，不忘初心、戒骄戒躁，继续探索，不断完善，为提高人民健康水平做出新的更大贡献。

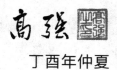

丁酉年仲夏

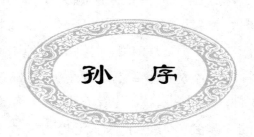

孙　序

　　民为邦本！"没有全民健康，就没有全面小康"，要实现中华民族伟大复兴的"中国梦"，就必须夯实"健康中国"这一关系全面小康的民生基础。因此，习近平总书记在全国卫生与健康大会上明确提出了我国新时期卫生工作方针："以基层为重点，以改革创新为动力，预防为主，中西医并重，将健康融入所有政策，人民共建共享。"由此可见，国家和人民对医药卫生工作提出了更大的需求和更高的要求，每一位医者的肩上都应有继承发展医学、服务大众的责任担当。

　　学无止境！医学，无论是中医学还是西医学，同样学无止境。要做到"术业有专攻"，就必须倾注毕生精力博学而深思。清代学者程国彭在《医学心悟》中说："思贵专一，不容浅尝者问津；学贵沉潜，不容浮躁者涉猎。"每一位医者的心中都应有潜心治学以促进实现医学"创造性转化、创新性发展"的责任担当。

　　风湿病，既是一种常见病、多发病，又是一种难治病。中医学认为，"风寒湿三气杂至，合而为痹"（《黄帝内经素问·痹论篇》），且按邪气所胜划分为：风气胜者为"行痹"，寒气胜者为"痛痹"，湿气胜者为"着痹"；按时令得病划分为：以冬遇此者为"骨痹"，以春遇此者为"筋痹"，以夏遇此者为"脉痹",以至阴遇此者为"肌痹",以秋遇此者为"皮痹"。西医学认为,风湿病大多是自身免疫性疾病,其病具有四大特点:隐(发病隐蔽)、慢(病情发展缓慢)、长(病程长)、传(大多有遗传倾向),是一组长期侵犯关节、骨骼、肌肉、血管和相关软组织或结缔组织为主的疾病,诊断及治疗均有相当难度。每一位主攻风湿病的医者在临床中都应有深入研究、总结提高的责任担当。

吾徒吴英萍出身军人,先后学习西医学、中医学,从事风湿病中西医结合临床近 40 年。响应习主席"切实把中医药这一祖先留给我们的宝贵财富继承好、发展好、利用好"的号召,遵循新时期卫生工作方针,认知"人命至重,贵于千金",虔诚学习"大医精诚"之精神,牢记"术贵专精"之师训,潜心治学、勇于实践,研制成功国家级新药 4 项、中成药 30 余种,获得国家专利 25 项,著述 160 余万字,创立了中西医并重之"英平风湿骨病治疗体系",荣获军队科技进步奖及吉林省"创新创业人才"、全国"巾帼建功标兵"、"三八红旗手"、五一劳动奖章等荣誉称号。近年来,数历寒暑、数易其稿,以大量临床病例为基础,精心编写了"战胜风湿骨病"丛书。

抚卷通览,"战胜风湿骨病"丛书阐述全面、病例典型,中西医并重且相互补充,方法实用可行,行文简洁明了,易于普及推广,既能惠及广大群众,又可供同仁参考。

观其志,可赞;观其行,可嘉;观其书,可读。

是为之序。

张光荣

丁酉年仲夏

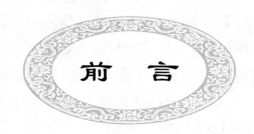

前　言

　　干燥综合征是一种自身免疫性风湿病，近些年来，因其发病率逐年升高而被人们所重视。但是在临床中，本病几乎只为风湿免疫专科医师所熟知，而其他科室的医师则了解甚少，面对本病复杂的症状，若没有整体把握好疾病的发生、发展，极易诊断为其他疾病而进行治疗，甚至得到相反的治疗效果，极大地影响了患者的身体健康，延误了治疗的最佳时机。许多患者通过网络去搜索自身所患疾病的相关信息，可当这些鱼龙混杂的知识同时出现在读者面前时，在没有专业医师的指导下，读者如何能正确区分呢？

　　本书以吴英萍教授从医40多年的临床经验为出发点，通过对话的形式生动地还原了患者就医时所提出的问题，然后进行相应的解答，并配以相关图片，让读者更好地去理解。本文采用通俗易懂的语言，如同与医生面对面交流一样，通过初识干燥综合征、名医治疗干燥综合征、干燥综合征的调养与康复三个方面向读者介绍干燥综合征的相关知识，所提出的都是患者最关心、最常见、最具代表性的问题，适合广大患者及家属进行阅读。相信本书也会成为医师与患者有用的参考书。

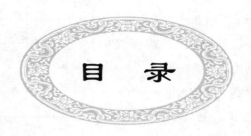

目 录

第 1 章 初识干燥综合征

第2章 名医治疗干燥综合征

第3章　干燥综合征的调养与康复

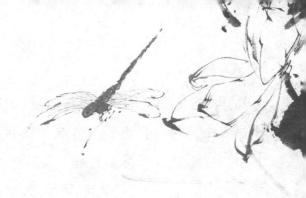

第1章　初识干燥综合征

中医诊室

　　王老师，女，今年50岁，是一名优秀的中学教师，2年前出现口渴、口干，上课时经常需要喝水才能缓解，而且左侧膝关节还经常疼痛，因为当时带的毕业班，授课任务繁重，她没有太在意。可是经过一假期休息，症状不但没有减轻，还有加重的趋势，吃米饭馒头时，需要伴有汤或者水，才能顺利下咽。新学期开学授课，更是水瓶不离手，每说几句话就要喝水润喉，水喝多了还没下课就想上厕所，十分影响上课，她不得不申请暂时离开教学岗位，做起了办公室文员工作。离开心爱的讲台，她十分不舍，可是身体状况又让她难以为继，不仅如此，王老师最近眼睛还出现了干涩、畏光，用了多瓶眼药水也没效果，牙齿颜色也逐渐变黑，还有龋齿……原本明眸皓齿的她，身体相继出现一系列状况。单位体检时，医生推荐她去风湿科看看，王老师慕名来到英萍风湿医院，找到了吴英萍医生，吴大夫详细地询问了病情，告诉王老师，她的病叫干燥综合征，是一种慢性的自身免疫性疾病。

生活中像王老师这样的例子也许并不少见。那么，什么是干燥综合征呢？它的典型症状有哪些？应该做哪些检查才能知道自己是否得了此病？我们应该如何预防呢？

下面，英萍医生将针对上面的问题，详细介绍一下干燥综合征。

第一讲　干燥综合征的表现

1. 什么是干燥综合征?

王老师：大夫，我到底得的什么病呢？

英萍医生：根据你的描述，我初步怀疑你得了干燥综合征。

专业术语解读 —— 干燥综合征

干燥综合征（Sjögren's syndrome，SS）是一种主要累及人体外分泌腺的慢性自身免疫性疾病，以侵犯唾液腺和泪腺为主，还有其他部位外分泌腺及腺体外多器官受累，而出现的多系统损害的复杂表现。主要表现为口干，眼干，腮腺肿大，吞咽干性食物困难，眼睛有异物感，皮肤干燥，关节疼痛等，可伴有消化系统、呼吸系统、神经系统受损的症状。

此病如单独存在，同时无其他自身免疫疾病，则称为原发性干燥综合征；如伴有其他自身免疫系统疾病，如类风湿关节炎、系统性红斑狼疮、系统性硬化、肌炎、皮肌炎、混合性结缔组织病，则称为继发性干燥综合征。本病在我国研究较少，直到1980年以后才引起注意，通过调查研究发现原发性干燥综合征患病率为 0.3% ～ 0.7%，患病率不低于类风湿关节炎，约 50% 干燥综合征属于继发性干燥综合征，约 25% 的类风湿关节炎或系统性红斑狼疮患者有继发性干燥综合征的客观依据。

2. 患干燥综合征的高发人群有哪些?

王老师：患干燥综合征的都是什么样的人群呢?

英萍医生：本病任何年龄都可发病，在我国男女发病比率为 1 ：（9 ～ 17），发病人群 90% 以上为女性，平均发病年龄为 45—60 岁，随着年龄增长发病率呈上升趋势。家族中有干燥综合征的患者，或者有类风湿关节炎、系统性红斑狼疮、皮肌炎等其他结缔组织疾病的亲属，平时工作长期劳累、精神压力大的人群，都容易患上此病。

3. 干燥综合征的临床表现有哪些?

王老师：干燥综合征的患者有哪些临床表现呢?

英萍医生：该病起病缓慢，多有乏力，甚至发热症状。

（1）口干燥症：口干是最常见的症状之一，常常是首发症状，少数患者可无症状，80% 患者口干思饮，严重者进干食困难。

成人以口干为主，儿童以唾液腺肿大为主。由于唾液少而冲洗作用减低，易发生龋齿，原发性 SS 患者 63% 有龋齿，40% 口腔唾液腺肿大，呈对称性，表面平滑、不硬，腺体肿大可持续存在或反复发作，很少继发感染。如腺体硬呈结节

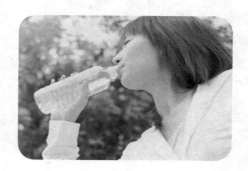

状，应警惕恶性病变。舌痛，舌面干裂，舌乳头萎缩而光滑。口腔黏膜出现溃疡或继发感染。

（2）干燥性角膜炎：眼内有摩擦异物感或无泪，泪腺一般不肿大或轻度肿大。部分患者有眼睑缘反复化脓感染。

（3）皮肤黏膜病变：皮肤干燥、瘙痒，常见有紫癜样皮疹，也有荨麻疹样皮疹，呈多形性、结节红斑，红色斑丘疹。有口唇干裂，口腔溃疡，鼻腔、阴道黏膜干燥。

（4）关节与肌肉：70%～80%的患者有关节痛，甚至发生关节炎，但破坏性关节炎少见，可出现肌无力，5%患者发生肌炎。

（5）肾：近半数并发肾损害，常见受累部位是远端肾小管，临床表现有症状型或亚临床型肾小管酸中毒。肾小管酸中毒的并发症有：①周期性低血钾性麻痹；②肾性软骨病；③肾性尿崩症，近端肾小管受累表现有氨基酸尿、磷酸尿、糖尿、β_2-微球蛋白尿。肾小球受累者少见，但预后很差。

（6）肺：17%的患者有干咳，但不发生反复肺部感染。50%患者的支气管肺泡冲洗液中有过多的炎症细胞，表明有肺泡炎症存在，仅有少数病人发生弥漫性间质肺纤维化或肺动脉高压，预后不佳。

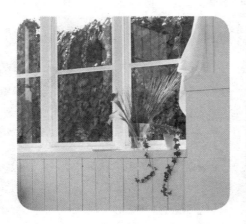

（7）消化系统：①萎缩性胃炎，胃酸分泌功能低下，胃酸缺乏；②小肠吸收不良；③胰腺外分泌功能低下；④肝大，血清转氨酶升高，有黄疸者肝病理活检常呈慢性活动性肝炎的改变，此类患者用肾上

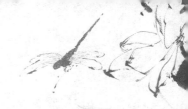

腺皮质激素效果较好。

（8）神经系统：因不同部位的血管炎而构成中枢神经系统不同水平的损害，症状包括癫痫、偏瘫、偏盲、脊髓炎、脑神经炎及周围神经炎。

（9）血象：20%～25%的患者出现白细胞及血小板减少，仅少数有出血现象。

（10）淋巴组织增生：5%～10%的患者有淋巴结肿大，至少50%患者内脏出现大量淋巴细胞浸润。较突出的是，本病患者的淋巴瘤发病率要比正常人群高44倍。

4. 干燥综合征口腔有哪些病变？

王老师：得了干燥综合征，为什么会有口干、龋齿，此外，口腔还会发生什么变化呢？

英萍医生：唾液腺由腮腺、颌下腺、舌下腺组成，分泌的唾液有湿润、清洁口腔的功能，干燥综合征使唾液腺分泌减少，80%的患者会出现口干，严重者即使食物刺激或者咀嚼也不能增加唾液分泌，在吞咽干性食物时，也需要借助喝水才能下咽，有的患者会在半夜渴醒。唾液减少使口腔抗菌能力下降，50%的患者出现不可控制的龋齿，牙齿表面颜色变黑，出现小片状或粉末状脱落，最后剩下残根，称为"猖獗齿"，这是干燥综合征的典型表现之一。

唾液减少还会导致舌体干燥，有裂纹，舌痛、溃疡，舌暗红，舌苔减少，甚至光滑无苔，牛肉样舌，影响味觉。

颊黏膜失去润泽，容易出现口腔溃疡，口角炎，唾液中有抗菌成分，唾液减少后，口腔还容易感染白色念珠菌和真菌。

由于腮腺增生，50%患者可出现腮腺炎，单侧或双侧腮腺肿大，急性发作持续数天可消退，部分反复发作者可变为持续性肿大，如出现变硬或者结节状应警惕淋巴瘤的可能。此外，颌下腺亦可见肿大，舌下腺肿大少见。

5.干燥综合征眼部有哪些病变？

王老师：干燥综合征为什么出现眼干呢，此外眼部还会有其他变化吗？

英萍医生：泪腺和唾液腺一样，都属于外分泌腺，外分泌腺功能减退，导致泪液分泌减少和泪液膜质量改变。泪液在眼球表面形成"泪膜"，泪膜有润滑作用，减少眼睑和眼球的摩擦，泪液减少后，摩擦增大，会有眼干，摩擦、沙粒等异物感，有些患者不能耐受角膜接触镜（俗称隐形眼镜）。泪膜有清洁眼球作用，随着眨眼可以去除眼球表面的微小异物、微生物；泪膜还有保护眼球作用，防止角膜受到损伤、感染。泪液减少会出现结膜、角膜的损伤，导致结膜炎、角膜炎。其他常见的眼干症状还包括眼干涩、痒痛、畏光、眼易疲劳、视力下降、泪少等。严重者会出现"欲哭无泪"。如出现眼痛、严重畏光提示角膜磨损。部分患者可有眼睑缘反复化脓性感染、结膜炎、角膜炎、虹膜炎等，少数患者有泪腺肿大。眼部分泌稠厚的分泌物，拉出黄色或白色的长丝，引起视力模糊。

6.干燥综合征出现关节痛与类风湿关节炎有什么不同？

王老师：干燥综合征的关节痛与类风湿关节炎怎么鉴别？

英萍医生：70% ～ 80% 的干燥症患者会出现关节疼痛，受累的关节通常是多个外周关节，多不对称，有时可累及小关节，少数人出现关节轻微肿胀、压痛，或仅为关节肌肉无力，呈一过性，多数晨僵时间短。而类风湿关节炎多为小关节起病，呈对称性，晨僵明显，持续时间长，后期可有小关节的变形、僵直。放射线检查，SS 通常无关节结构的改变，无滑膜增生肥厚，而类风湿关节炎有关节间隙的狭窄和骨质的破坏。50% 的类风湿关节炎患者会出现干燥综合征，此为继发性干燥症，症状较原发性的轻。

7. 干燥综合征皮肤会出现什么损害？

王老师：我最近皮肤有些干、瘙痒，干燥症对皮肤也有影响吗？

英萍医生：干燥症早期常无皮肤表现，随着病情进展，汗腺和皮脂腺也受到影响，导致皮肤干燥、瘙痒，主要与高球蛋白血症相关，出现以下三种皮损。

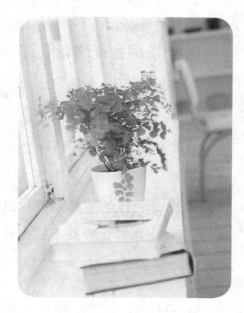

（1）紫癜样皮疹：最为常见，因高球蛋白血症导致血管脆性增加，进而发生血管壁渗血现象，形成皮肤红色皮疹。多见于下肢，重者可见臀部、腹部及上肢，米粒大小红丘疹，直径在 0.1 ～ 0.4cm，略高于皮肤，边界清楚，压之不褪色，散在分

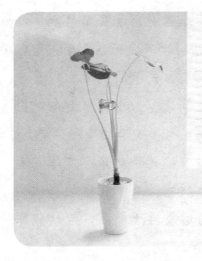

布也可融合成片，分批出现，每批持续 10 天左右，自行消退后可有褐色色素沉着。

（2）雷诺现象：25% 的患者有雷诺现象，患者双手出现发白、进而发紫、最后发红的现象，在遇冷和精神刺激时会诱发加重，伴有麻木、疼痛。

（3）其他：结节性红斑、环形红斑、多形性红斑、冻疮样红斑。

8. 干燥综合征患者阴道黏膜会干涩疼痛吗？

王老师：作为女性，阴道黏膜是不是也会受到干燥症的影响？

英萍医生：是的，阴道黏膜上的分泌腺也属于外分泌腺，腺体分泌减少就会引起阴道的干涩、疼痛、烧灼感等不适，还容易继发白色念珠菌感染。阴道黏膜干燥，对性生活也有一定影响，40—60 岁女性处于围绝经期，雌激素分泌减少对腺体分泌也有一定影响。

9. 干燥综合征为什么会出现脱发？

王老师：为什么有的患者会出现大量掉头发的状况？

英萍医生：之前提过，本病会造成人体外分泌腺功能减退，那么分布在头皮表面的汗腺，就是浅表外分泌腺的一部分，汗腺萎缩后，头皮就会干燥、脱皮，头发得不到滋润，就会发生

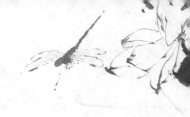

脱发现象。

10. 干燥综合征淋巴系统会有什么变化？

王老师：干燥综合征还会引起淋巴结肿大吗？

英萍医生：5%～10%的患者会出现淋巴结肿大，至少50%出现内脏淋巴细胞浸润。起初多发生在唾液腺和颈淋巴结，随着病情进展可在淋巴结以外区域，如腮腺、胃肠、甲状腺、肺、肾、眼眶等处出现。肾脏中淋巴细胞浸润肾上腺上皮，引起肾小管病变。肺脏为毛细血管下外分泌腺周围淋巴细胞浸润，易出现毛细支气管炎。无论淋巴结还是内脏，淋巴浸润丰富，细胞呈多形态性，有的聚集在一起类似肿瘤，但又不符合肿瘤诊断标准，称为"假性淋巴瘤"，以良性病变为主，但转变为恶性淋巴瘤的概率要高于正常人群16～40倍，需要提高警惕。

11. 干燥综合征还有什么症状？

王老师：除了以上提到的，干燥综合征还有什么症状？

英萍医生：10%的患者还会出现发热、疲劳、乏力，有时为主要或者首发表现。发热多为不规则低热，但在急性期也可出现高热。这是因为干燥综合征除了侵犯外分泌腺外，还会引起一系列炎症介质诱导病变，产生发热，这种不太有特征性的全身症状，也可以出现在其他免疫结缔组织病里。

12. 干燥综合征对消化系统有哪些影响？

王老师：此病对消化系统有什么不良影响？

英萍医生：之前提到过，干燥症由于唾液减少引起口干、口腔溃疡、龋齿等口腔问题，影响食物的咀嚼与吞咽，少数患者因环状软骨后食管狭窄，或食管肌肉异常而致吞咽困难，即使饮用大量水也不能缓解吞咽困难，1/3 患者经食管测压可证实存在食管运动障碍。消化道黏膜层上的分泌腺也会受到免疫损害，70% 的患者胃黏膜腺体分泌减少，引起萎缩性胃炎、浅表性胃炎，出现胃部不适、腹胀嗳气、食欲减退、易饱的现象。同样肠黏膜也出现萎缩，肠道的消化吸收功能下降，出现腹痛、腹泻。临床上还有少数患者合并胰腺炎，常无明显临床症状，少数可伴有腹痛、脂肪泻，血清淀粉酶升高，称为亚临床型胰腺炎，胰腺分泌减少也会影响肠道消化吸收。

13. 干燥综合征对肝脏有哪些影响？

王老师：干燥症还会影响到肝脏吗？

英萍医生：25% 的干燥症患者可以出现肝功能异常，表现为发热、乏力、肝大，病理学检查常有原发性胆汁性肝硬化的表现，可有皮肤瘙痒、腹水、高胆固醇血症、黄疸、食管静脉曲张等。黄疸的轻重与肝功能损伤程度一致，平时要注意观察，及时治疗，防止肝硬化的产生。临床上 47% 为自身免疫肝病，是自身免疫引起慢性肝炎综合征，有一定遗传倾向，在机体受到环境、药物感染等刺激情况下可发病，部分患者会出现转氨酶、转肽酶升高，多数患者可无明显临床症状。干燥症与免疫性肝炎，两者同属于免疫系统疾病，干燥症可以有自身免疫性肝病的一些表现，但他们属于不同疾病。SS 患者出现胰腺外分泌功能异常者并不多见，当反复出现腹痛及脂肪泻时，要考虑慢性胰腺病变。

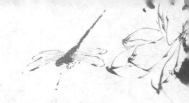

14. 干燥综合征对肾脏有哪些影响？

王老师：干燥症还会影响到肾脏吗？

英萍医生：约有30%的患者会发生肾脏病变，大多数只是轻度肾功能障碍，并无明显症状，典型的患者90%以上为远端肾小管酸中毒，表现为如下几种疾病。

（1）低钾血症：肾脏排钾过多，人体由于低血钾引起的乏力，发作性肌肉软瘫无力，麻木，甚至失去自主活动能力，在补钾后可缓解。

（2）高钙尿、肾结石、肾性骨病：酸中毒还会引起骨中钙离子随尿排出，尿中钙离子增多，钙盐沉积可导致肾脏钙化和泌尿系结石，骨中钙离子减少引起肾性骨病，骨质疏松，易发生骨折。

（3）肾性尿崩：远端肾小管受损后，对抗利尿激素敏感性降低，尿浓缩功能障碍，引起多尿，口渴，夜尿增多，24小时尿量可达3000ml以上；少数患者还可以出现肾小球肾炎，表现为蛋白尿、血尿、少尿等。

15. 干燥综合征对甲状腺有哪些影响？

王老师：干燥症还会影响到甲状腺吗？

英萍医生：自身免疫性甲状腺炎见于10%～24%的干燥症患者，早期表现为甲状腺功能减退，血清中游离T_3、游离T_4低于正常值，通常为桥本甲状腺炎，甲状腺肿大，出现甲状腺球蛋白抗体、甲状腺过氧化酶抗体高于正常值。

16. 干燥综合征会引起骨质疏松吗?

王老师: 我骨密度检查提示骨质疏松, 这与干燥症有关吗?

英萍医生: 在干燥症对肾脏影响中我们提到过, 肾小管酸中毒引起骨中钙离子随尿排出, 骨中钙离子减少, 可以引起肾性骨病, 骨质疏松; 此外, 由于免疫系统功能紊乱, 导致骨代谢异常, 破骨细胞活跃, 钙流失增加, 也会导致骨质疏松; 还有一个外因, 就是干燥症在治疗时会用到糖皮质激素, 糖皮质激素会引起继发性骨质疏松, 即使很少的剂量也会导致骨质疏松, 所以用糖皮质激素治疗的患者要密切关注骨密度。

17. 干燥综合征对血液系统有哪些影响?

王老师: 我的血常规提示白细胞、血小板都低于正常值, 干燥症对血液系统还有哪些影响?

英萍医生: 干燥症对血液系统也有危害, 会导致白细胞和血小板的减少和贫血。30% 的患者会出现白细胞减少, 但要排除药物引起的可能, 25% 的患者的嗜酸性粒细胞或淋巴细胞增多。自身免疫性疾病患者免疫异常会导致脾功能亢进和血小板相关抗体增高, 两者都会破坏血小板, 15% 的患者导致血小板低于 7.0×10^9/ 升, 严重低下者可出现出血。此外 25% 的 SS 患者有贫血, 多为轻度正细胞正色素性贫血。还可伴有自身免疫性溶血性贫血, 常以青年发病的干燥症居多, 其他自身免疫性疾病也容易出现自身免疫性溶血性贫血。

高球蛋白血症为本病特点之一。50% 的 SS 患者血清球蛋白增高, 白球比倒置, 以 IgG 增高最为明显和常见, IgA、IgM 增

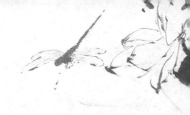

高较为少见，且程度也轻。

18. 干燥综合征对呼吸系统有哪些影响？

王老师：干燥症对呼吸道有哪些损害呢？

英萍医生：干燥症对外分泌腺的分泌有很大影响，所以鼻黏膜、支气管黏膜这些腺体都会受到影响。1/3 的患者鼻黏膜干裂，黏膜萎缩，鼻腔干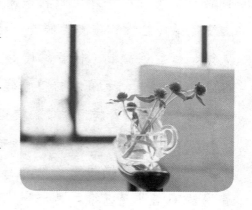燥，甚至嗅觉失灵；大多数患者咽喉会感到干痒疼痛，声音嘶哑；支气管、肺泡黏膜分泌减少，导致黏膜上纤毛的清除能力下降，容易引起支气管和肺部感染，此外黏膜分泌减少使痰液浓缩，不易咳出，胸闷气喘，日久也会引起慢性支气管、支气管扩张，引发肺部感染，最终导致肺间质纤维化，重者呼吸困难而危及生命。干燥症患者初期，除了咽部症状明显外，只有 10% 的患者有轻微的慢性干咳和肺功能受损，干燥症对肺部影响是缓慢的，经过长达十几、二十年的持续伤害，后期可因纤维性肺泡炎、多发性肺大疱，导致肺部纤维化，出现严重咳嗽、胸部憋闷、劳力性呼吸困难，甚至发展为肺动脉高压、肺源性心脏病。

19. 干燥综合征对神经系统有哪些影响？

王老师：干燥症对神经系统有不良影响吗？

英萍医生：大概 10% 的患者可有不同程度的神经系统病变，这是由于血管炎所引起的。可累及中枢神经系统、周围神经系统、

脑神经及自主神经。

中枢神经系统病变发病率低，临床表现多样化，累及脑、脊髓及视神经，早期可自行缓解，多为暂时性功能障碍。脑部病变包括局灶性和弥漫性病变，局灶性病变表现为偏盲、偏瘫、失语、癔症、癫痫、构音障碍等；弥漫性病变主要表现为亚急性或急性脑病、无菌性脑膜脑病、心理障碍和认知障碍等。脊髓受损少见。随着病情反复，慢性进展，应注意与多发性硬化、梗死后痴呆、阿尔茨海默病、狼疮脑病相鉴别。

周围神经系统病变多见，但症状较轻，少见严重后果，主要累及感觉神经纤维，常出现感觉神经和运动神经病变，如四肢麻痹、疼痛，足下垂，腕管综合征等，肌电图显示周围神经传导速度减慢。

脑神经病变常为三叉神经病，是合并神经系统病变中突出的典型，常引起感觉神经性听力丧失，特别是高频听力受累，可见于 50% 的 SS 患者。

自主神经功能受累者，临床症状并不多见，需通过客观检查证实，如直立倾斜试验、肢端血流、深呼吸等。

20. 干燥综合征后期会出现哪些并发症？

王老师：干燥症有哪些常见的并发症呢？

英萍医生：晚期干燥症各个系统都会受到不同程度的受损。

（1）口眼：口腔吞咽干性食物困难，口角炎、口腔溃疡、口腔感染。眼部炎症、溃疡。

（2）血液系统：出现白细胞减少，或中性粒细胞减少，患者疲劳乏力，容易感染；血小板的减少，患者容易皮下、黏膜出血；易发溶血性贫血。

（3）消化系统：食管运动障碍。萎缩性胃炎，出现胃部不适，反酸，腹胀嗳气，食欲减退，腹胀，腹泻。胰腺炎伴有腹痛、脂肪泻。肝功能异常，表现为发热、乏力、肝脾大、黄疸，甚至肝硬化的一系列症状，并发自身免疫性肝病。

（4）呼吸系统：气管炎、间质性肺炎、肺不张，出现痰黏、不易咳出，胸闷、咳喘甚至发展为肺动脉高压，肺源性心脏病。

（5）神经系统：中枢神经系统病变和周围神经系统病变以及脑神经受累，出现偏盲、偏瘫、失语、癔症、躯体性精神病性焦虑、癫痫、共济失调、心理障碍和认知障碍，四肢麻痹、疼痛，足下垂，腕管综合征，三叉神经病变。

（6）皮肤黏膜：皮肤干燥、瘙痒，阴道干燥，还会出现以下三种皮损：紫癜样皮疹；雷诺现象；结节性红斑、环形红斑、多形性红斑、冻疮样红斑。

（7）肌肉关节：会出现大关节疼痛，多不对称，关节肌肉无力，晨僵时间短。

（8）泌尿系统：轻度肾功能障碍，远端肾小管酸中毒，多尿，口渴，夜尿增多，少数患者还可以出现肾小球肾炎，表现为蛋白尿，血尿，少尿等。

（9）内分泌系统：甲状腺功能减退，桥本甲状腺炎。

（10）淋巴瘤：唾液腺和颈淋巴结肿大，内脏淋巴结及脾脏肿大，警惕恶性淋巴瘤。

21. 干燥综合征出现了并发症，严重吗？

王老师：干燥症的并发症这么多，哪些症状是危重的，需要我们提高防范呢？

英萍医生：干燥症引起的并发症虽然多种多样，涉及人体多个系统，但症状多不严重，对人体的危害程度也相对不大，经过规范的治疗，都能得到一定的控制，原发性干燥综合征的死亡率并不高，研究发现该病 5 年和 10 年的存活率分别为 96.6% 和 92.8%。值得注意的是干燥症引起的淋巴瘤，初期是仅为唾液腺和颈部淋巴结肿大，以及内脏淋巴结肿大、脾大，因该病患恶性淋巴瘤——非霍奇金淋巴瘤的概率是常人的 40 倍，所以要提高警惕。

22. 哪些病可继发干燥综合征?

王老师：干燥综合征有原发性的，那是不是有些病也可继发干燥综合征呢？

英萍医生：据不完全统计，几乎所有的自身免疫性疾病均可出现继发性干燥综合征，但最为常见的是类风湿关节炎患者。

> **专业术语解读 —— 继发性干燥综合征**
>
> 继发性干燥综合征通常发生在已确诊的自身免疫系统疾病，如系统性红斑狼疮、类风湿关节炎、混合型结缔组织病、多发性肌炎和皮肌炎、系统性硬化病等基础上出现的干燥综合征。

类风湿关节炎诊断明确，有典型的关节肿痛、晨僵、骨侵蚀，在此基础上又出现口干、眼干等症状，经口腔科、眼科检查及血液化验符合干燥综合征的诊断，即可诊断为继发性干燥综合征。约有 50% 的类风湿关节炎病人会出现继发性干燥综合征，尤其好发于中老年类风湿关节炎病人。

可见，继发性干燥综合征与原发性干燥综合征是存在较大差别的，而且在诊断和治疗上也存在明显的差异。一般来说继发性干燥综合征的情况更为复杂一些，因为往往伴随着其他疾病，在治疗的时候要多种疾病同时治疗，存在一定的难度。

第二讲　为什么会得干燥综合征

1. 干燥综合征的病因有哪些？

王老师：什么原因引发的干燥综合征呢？

英萍医生：王老师，好多人都纳闷自己干燥综合征是怎么患上的，是与遗传有关还是与自己的日常生活习惯有关。干燥综合征是全世界普遍存在的一种疾病，较多见于 40 岁以上的女性，女性患者占 90% 以上。病因尚未明确，可能是多种因素互相影响的结果，大多数学者认为与以下几个方面相关。

（1）自身免疫异常：SS 患者体内可检测到多种自身抗体，如抗核抗体、类风湿因子、抗 RNP 抗体、抗 SS-A 抗体、抗 SS-B 抗体以及高球蛋白血症，B 淋巴细胞功能亢进，T 淋巴细胞减少，反映了细胞免疫的异常。

（2）病毒感染：目前尚未证实干燥综合征的发病与相关感染因子有明确的关系，但有证据显示 EB 病毒、HIV 病毒在此病发病中有确切关系。EB 病毒是一种类似疱疹的病毒，能刺激

B淋巴细胞增殖，产生免疫球蛋白。有学者在SS患者中的唾液腺、泪腺、肾脏标本中检测出EB病毒及其基因，而且在干燥综合征的抗SS-B抗体所识别的SS-B抗原中也嵌有EB病毒的基因，因此一些学者怀疑它与本病有关。HIV病毒即人类免疫缺陷病毒，感染者可能出现口干、眼干、腮腺肿大等类似干燥综合征样症状，而且在近1/3的SS患者血清中，发现对HIV成分GagP24蛋白的抗体，因此有人认为HIV有可能是SS的病因。HIV患者虽有口眼干燥症状，但血清中没有查到抗SS-A、抗SS-B抗体，因此不能断言HIV病毒是SS的直接原因，但有可能是感染通过分子模拟交叉反应或超抗原作用成为本病致病因素之一。此外，Epstein-Barr病毒（EBV）、柯萨奇病毒和丙型肝炎病毒是目前研究最多且与SS发病相关的病毒。

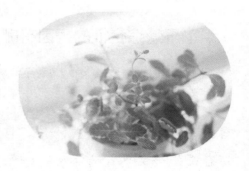

（3）遗传因素：SS患者的家庭成员较正常人群更易患自身免疫病或有血清学免疫异常，有12%的病人亲属中有类似SS的病变。免疫遗传学研究提示，干燥综合征患者某种HLA基因的出现率很高，这种相关的HLA基因与SS自身抗体产生和临床表现有相关性，说明SS有遗传倾向。

（4）雌激素水平：本病性别差异显著，女性占90%，源于雌激素能活化B淋巴细胞，促使免疫活动增强，加快自身免疫反应进展，有研究指出雄激素有较强的细胞和体液免疫反应，而睾酮对自身免疫反应有保护性，这也是女性发病率明显高于男性的原因。

在上述多种因素作用下，机体免疫功能异常，造成 SS 患者发病。

2. 干燥综合征的发病机制是什么？

王老师：你能详细解释一下该病的发病机制吗？

英萍医生：干燥综合征的发病机制包括细胞免疫与体液免疫。首先，就是细胞免疫异常。使我们身体不受病邪侵害功劳最大的就是淋巴细胞，我们常听到的淋巴细胞又分为 B 细胞和 T 细胞两种。T 淋巴细胞受到抗原刺激后，分化、增殖、转化为致敏 T 细胞，当相同抗原再次进入机体，致敏 T 细胞对抗原的直接杀伤作用及致敏 T 细胞所释放的淋巴因子的协同杀伤作用，统称为细胞免疫。那么你得的干燥综合征就是周围血、局部器官和涎腺中淋巴细胞分化、成熟功能异常。另外还有自然杀伤细胞，它也是机体重要的免疫细胞，它出现了异常，周围血自然杀伤细胞功能下降，外分泌腺中的淋巴细胞浸润灶中缺乏此细胞。其次，是体液免疫异常。所谓体液免疫是 B 淋巴细胞产生抗体来达到保护目的的免疫机制。综上，该病的发生可由于 B 淋巴细胞功能高度亢进和 T 淋巴细胞抑制功能的低下，还有高球蛋白血症，以及多种自身抗体的缘故。

王老师，您明白了吗？就是我们身体的防御功能出现了异常。主要有两种病理改变，第一是柱状上皮细胞构成的外分泌腺体破坏，大量聚集的淋巴细胞浸润是特征性的病理改变，第二是血管受损造成血管炎，是一些系统表现的病理基础。因此可累及唾液腺、泪腺以及体内任何器官。所以你的表现也是多部位的。总结起来，干燥综合征有 11 大症状：五官——口干、眼干、猖獗齿、腮腺炎；四肢——皮疹、关节痛、肌肉痛；系统损伤——血液系统、肾小管酸中毒、自身免疫性肝炎、肺纤维化。

3. 何谓免疫异常，干燥综合征是免疫力低导致的吗?

王老师：免疫异常是指什么，免疫力低才导致干燥综合征吗？

英萍医生：我们先来解释一下什么是免疫？通俗地讲，免疫是指人体对外来疾病的防御抵抗能力。人体免疫系统是由免疫器官（如胸腺、骨髓、淋巴结）、免疫组织（如淋巴组织）、免疫细胞（如淋巴细胞、吞噬细胞）及抗体、补体等组成的。免疫系统的作用，一是保护机体不受外来细菌、病毒等微生物侵害。二是，通过识别自我与非我的物质，保持体内环境稳定，对于正常细胞不产生反应，对于体内突变、死亡细胞或者外来病原体进行清除，并通过免疫反应清除"非我"物质，以维持人体正常功能，称为正免疫应答，对人体是有利的；免疫反应过弱就不能及时清除病原体，容易引起炎症和肿瘤。但有时免疫反应亢进，将"自我"物质也认为是外敌，就为负免疫应答，如我们常见的过敏反应哮喘、荨麻疹等，干燥综合征就是由于机体对自身的外分泌腺体产生了抗体，对外分泌腺不断破坏，引发的一系列症状，是自身免疫性疾病的一种，所以 SS 不是免疫力低造成的。

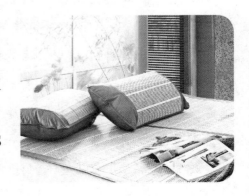

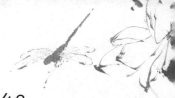

4. 在干燥综合征中，抗体的作用机制是什么？

王老师：干燥综合征是由于机体对自身的外分泌腺体产生了抗体，抗体作用的机制是什么呢？

英萍医生：正如前面提到的，人体免疫功能紊乱，不能分清"自我"与"非我"，把自身外分泌腺也当成外来抗原，导致体内淋巴细胞异常活化，产生大量免疫球蛋白，本病以 IgG 增高较多。

> **专业术语解读——抗体**
>
> 抗体是主导免疫反应发生的物质，是一种能与相应抗原结合的、具有免疫功能的球蛋白，大多存在于丙种球蛋白中，可以分为 IgG、IgA、IgM、IgD、IgE 五类，抗体可以识别外来物质或者体内变异、受感染的细胞，诱导其他免疫机制对其进行攻击。

5. 何谓自身免疫性疾病？

王老师：什么是自身免疫性疾病，都包括什么病？

英萍医生：自身免疫性疾病就是指自身抗原发生的免疫反应，反而导致自身组织损害所引起的疾病。自身免疫性疾病通常分为两类：器官特异性自身免疫性疾病和全身性自身免疫性疾病。前者病变主要局限在某一特定器官，如桥本甲状腺炎病变在甲状腺，又如肾小球肾炎病变在肾，而后者病变可见于多种器官和组织，又称为结缔组织病，典型疾病如类风湿关节炎、系统性红斑狼疮、干燥综合征、皮肌炎等。

6. 干燥综合征相当于中医的哪种病？

王老师：干燥综合征属于中医的哪种病？

英萍医生：王老师，中医对干燥症的研究始于20世纪七八十年代，几乎与西医学研究同时开始。在中医学文献资料中并无与干燥症完全对应的病名记载，因其复杂的临床表现，很难将其归于某一个疾病内。搜索相关文献，中医并未提及"干燥综合征"这一病名，但从西医描述干燥综合征表现提示本病主要特点是"干"与"燥"，而中医学早已对燥证有了认识，同时还分为"内燥"与"外燥"，还有"燥痹""燥毒""痹症"的认识。全国中医痹病专业委员会所著《痹病论治学》，把干燥综合征合并关节疼痛者归属为"燥痹"，合并肝、肾、肺等脏腑损害者归属为"脏腑痹"。《黄帝内经》早就指出"燥胜则干"，认识了燥症的致病表现，金代的刘完素在此基础上提出"诸涩干涸，干劲皴揭，皆属于燥"，《诸病源候论》指出"腑脏虚热，气乘心脾，津液竭枯，故令口舌干焦"，分别指出燥症的表现为皮肤、口舌干燥，津液不足以营养脏器及肌表，相当于现代医学外分泌腺分泌不足所致口干、眼干、皮肤干燥、猖獗齿等。近代宋鹭冰又将"燥"证病因分为内、外燥所致，指出外燥即"秋月燥气"致燥伤肺卫，演变为燥伤津血，内燥则"生于热者、生于寒者，但总不外津液精血枯竭而为病"，可分为"阴虚血燥、津枯肠燥和五脏内燥"。

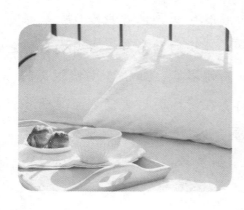

因此，中医学认为素体阴虚或感染邪毒者，津液化生不足，清窍、关节失其濡养，则致口鼻干涩、眼干涩痛、异物感等临床表现，是一种虚弱性疾病，久及脏腑经络，缠绵难愈，出现脏腑损伤及关节经络损伤。

7. 中医燥邪有什么含义？

王老师：中医的燥邪又指的是什么呢？

英萍医生：上一问说过 SS 的病因为燥邪，从发病途径看，燥邪分为外燥和内燥。

外燥是指外感六淫之邪中的燥邪，《医门法律》说："秋伤于燥"，燥为秋季主气，故外燥通常为秋燥。外燥又分为温燥与凉燥，秋分之后暑热之邪虽去而未尽，气候尚热却干燥少雨，感之而为病者为温燥证。随着秋气渐深，冬令将至，炎暑散尽，气候转凉，干燥无雨，感而受之者为凉燥证。

内燥是由于阴血津液耗伤而出现的燥证，内燥多发于热病后期，或因吐泻、出汗、出血过多，损伤津液、阴血所致。

提到燥邪，就不得不说到"津液"，津液是人体中一切正常水液的总称，包括各脏腑组织器官的内在体液及其分泌物，如胃液、肠液、唾液、关节液、涕、泪等。津，主要分布于体表，见于外者为泪、唾液、汗，滋润脏腑、肌肉、经脉、皮肤。液，藏于骨节筋脉、颅腔之间，以滑利关节、滋养脑髓。两者相互影响，互相转化。

8. 干燥综合征的中医病理机制是什么？

王老师：既然中医学认为该病是由燥邪引起的，那具体的发病机制是什么呢？

英萍医生：王老师，干燥综合征的病因为素体阴虚，燥邪外袭，或风寒热邪化燥伤阴，或复感火热温燥之邪，或汗、吐、下后津液伤亡等，导致阴津、气血不足，血瘀络痹；或嗜食辛辣香燥、过服补阳燥剂；或房劳过度，均伤津耗液，致阴虚燥甚而为燥证。最终"气虚、阴亏和血淤"而致病，即因患者先天禀赋不足，继而导致脏腑气虚，气虚则津液生成不足、阴津亏少，气虚则血行不畅，发为血瘀，血瘀又影响气和阴津的生成和输布，循环往复则气虚、阴亏和血瘀更甚。在外气虚表现为低热、乏力、多尿等，阴亏则表现为口干、眼干等，血瘀络痹则见皮下紫斑、关节疼痛。总之，干燥综合征总属气虚、阴亏和血瘀为本，燥热为标。病理机制多与肝、脾、肾三脏阴阳失调，阴虚阳盛有关。病延日久，阴伤气耗，进而阴损及阳，阴阳俱亏。

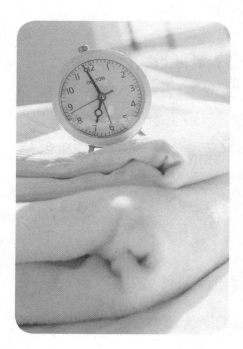

病至后期，可伴肺间质纤维化、间质性肾病等多脏器受累，这与中医学燥毒致病多为渐积而成的特点相一致。燥痹患者在疾病之初表现为燥毒之邪滞于络脉孔窍，出现舌红少津、少涎、眼干等，在疾病后期表现为燥毒深入，导致五脏阴伤、五液耗损，致使肺不能宣降、脾不能运化、肾不能蒸腾和肝不能条达，从而出现内

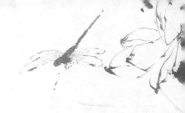

在脏腑的各种损害。

9."阴虚"的含义有哪些?

王老师:您刚才在发病机制中提到"阴虚",能具体解释一下吗?

英萍医生:阴阳学说认为,人体阴阳是互相制约的,以达到阴阳平衡,如果阴不足,则不能制约阳,阳气相对亢盛,从而形成阴虚内热的病理表现。阴虚内热多有口干,咽干疼痛,全身性虚热,手脚心热,心烦不宁,消瘦,盗汗、脸颊潮红、少寐多梦,大便秘结,小便短黄,舌红少苔或无苔,脉细数等表现。

专业术语解读 —— 阴虚

阴偏衰,即是阴虚,是指机体精血、津液等阴液亏耗,其滋养、宁静的作用减退。多由于阳邪伤阴,燥热炽盛,伤津耗液,或因久病耗伤阴液所致。

阴虚虽然五脏六腑都可发生,但以肺、肝、肾、胃之阴虚为主。SS 多为外燥之邪与素体阴虚相互作用下发病,临床上可见很多患者发病前就有"阴虚"的一系列表现。

10. 干燥综合征与中医的哪些脏腑有关?

王老师:SS 与中医的哪些脏腑密切相关呢?

英萍医生:SS 的病因除了感染秋燥之邪,和素体阴虚之外,最终都与津液敷布失常有关,那么哪些脏腑易受侵害呢?

燥邪外袭,从口鼻皮毛而入,肺开窍于鼻,外合于皮毛,会出现燥伤津液，唇、舌、鼻、咽、皮肤等干燥，以及干咳无痰或痰少黏稠。《临证指南医案》指出"（肺）又为娇脏，不耐邪侵，凡六淫之气，一有所著，即能致病"。

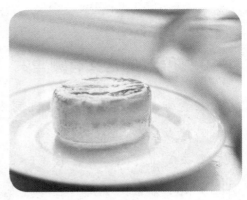

肾阴为诸脏阴液之本，对各脏腑组织器官起着滋润濡养作用，所以肾阴不足是阴虚的主要原因。肾阴不足可见眩晕、耳鸣、视力减退、形体消瘦、咽干舌燥，如果阴不制阳，还会出现五心烦热，潮热颧红、盗汗不寐、舌红少苔等表现，甚者阴虚火旺，咽干疼痛、牙龈肿痛、咯血、痰中带血等。肝藏血，肾藏精，燥邪耗伤阴精，必然造成肝肾的阴虚。

津液来源于水谷精微，这些物质经过胃的受纳、腐熟，脾的运化、输布，肺的宣发、肃降，肾的蒸腾、气化，从而运行人体的全身，肝主疏泄，使气机调畅，气行则津行，促进津液的输布环流。

所以，津液正常代谢与肺、肾、肝、脾、胃的作用密不可分。

11. 为什么干燥综合征好发于中年女性？

王老师：为什么中年女性是此病的高发人群呢？

英萍医生：从临床来看，就诊人群大多数是 40 岁以上的女性，究其原因，科学还没有明确定论，但从干燥综合征西医发病原因来分析，有遗传、病毒感染、免疫异常、雌激素分泌减少的原因。免疫异常是最重要的原因，40—60 岁女性正面临围绝经期，这个阶段人体雌激素变化很大，而雌激素能够增加免疫活性，加快自身免疫的进展，所以中年女性是本病高发人群。

从中医角度分析，《黄帝内经》说"女子五七，阴阳脉衰，面始焦，发始堕。六七，三阳脉衰于上，面皆焦，发始白。七七，任脉虚，太冲脉衰少，天癸竭，地道不通。"字面意思就是女子从35岁开始就逐渐走入衰老，42岁时三阳经脉气血衰竭，49岁时任脉、冲脉气血衰弱，天癸干枯，月经断绝，因此形体衰弱。现代医学讲究内分泌激素调节过程，在这个过程中女性雌激素逐渐减少，内分泌发生紊乱，加之生活各方面压力等，出现免疫功能低下，加上燥毒内侵，女性更容易出现阴虚燥热，产生自身免疫性疾病，如发生干燥综合征等一系列临床表现。多数患者开始并未引起重视，以为是小问题，久而久之形成顽疾。因此，广大女性在平时生活中要多加注意，不能把眼干、口干当作小事，尤其是即将绝经或已绝经的妇女出现上述症状，一定要到风湿免疫科就诊排除。

12. 干燥综合征是否遗传?

王老师：干燥综合征会遗传吗?

英萍医生：目前在基因研究中，尚未发现公认的易感基因。但SS为免疫系统疾病，有一定的遗传性，有该病的家族人员，患此病的概率要高于正常人。如果父母有一方患病，那么子女的患病概率要高于正常人，同时该病有性别倾向，女孩的遗传概率相对大一些。由于种族、临床表现轻重、病程长短和自身抗体反应的不同，这种遗传倾向在我国SS患者中并不明显。

看 病 攻 略

1. 我患了干燥综合征，在什么情况下，需要就近在基层医院或专科医院治疗，什么情况下有必要前往三甲综合医院就诊？

随着人民生活水平的不断提高，大家的消费观念也在发生变化，患者在选择医院就诊时也会选择级别较高的医院。目前，全国医院按照等级划分三级，每级再划分为甲、乙、丙三等，其中三级医院增设特等，因此医院共分三级十等。级别越高，意味着医疗水平越突出，自然相应的就诊人数和诊疗费用也会更多。

那么，作为一名干燥综合征的患者，是否有必要全部去那些三级甲等医院就诊呢？答案是否定的。得益于医师进修机制以及医学理论知识的快捷共享，再加上重视人才引进，现在普通级别医院的医疗水平已取得长足的进步，对于普通疾病完全有能力为大众健康保驾护航。而且一些专科医院由于专门从事某一病种，在某方面疾病的诊治会非常突出，比如，常见的眼科医院、口腔医院、妇幼保健医院等。英萍风湿医院就是这样一家二级甲等公立医院，聘请了多位国内风湿领域的专家，自1982年建院以来，已经为内地及港澳台地区和美国、日本、泰国等国家的50多万例患者解除了病痛。

因此，我们提倡对于普通干燥综合征患者，可以选择先去普通级别医院就诊，如果满足了以下几点，则建议前往上级医院进一步诊治。

（1）普通基层医院难以确诊的疑难病历。

（2）病人病情复杂，普通基层医院条件有限，难以提供进一步救治。

（3）某些其他原因，你的经治医师建议你前往上级医院。

2. 疑似干燥综合征，就诊该挂什么科？

该病累及多系统、多器官，临床症状比较复杂，而且起病隐匿，初期症状不明显，口干、眼干对症治疗很容易缓解，而且进展缓慢。疾病在活动期与稳定期不断变化，稳定期仅有口眼干燥症状，活动期除外分泌腺分泌异常外，还伴有其他皮肤，关节、脏器的疾病，加之病程长，症状多样化，患者可能就诊于口腔科、眼科、骨科、皮肤科、呼吸科等科室。所以，疑似患者应该提高对本病的认知，及时到权威、正规医院风湿科就诊，也可以选择风湿专科医院就诊。风湿免疫科的医生往往最善于提供本病的诊断意见以及整体治疗方案。患者后期随访，往往也可以选择风湿免疫科。但由于本病可以累及多个系统、器官，本病的系统治疗自然少不了上述这些科室的配合。如果你已经明确诊断为SS，只是其中某个症状比较突出的话，比如尿蛋白（+++），那么则建议你前往肾内科等相关科室就诊，但无论你前往哪个科室，都需要与医生建立充分的信任与良好的沟通。

3. 就医看病需要做哪些准备呢？

去医院看病的人多，排队很麻烦，医患关系紧张，很多朋友都会抱怨，病没看好还惹了一肚子气。其实，看病也是有技巧的。院前准备有哪些？如何描述病情？如何回答医生问题？接下来，我以一个无数次亲历者的角度谈一谈该如何做好就诊准备。

（1）看病前准备：看病之前准备充分，能给就医带来很大的帮助。

①证件：身份证、医保卡、相关医院特别要求的就诊卡、证等。

②历史检查资料：如非初次就医，请带齐之前的检查资料、病历本等。

③多种挂号方式：现在可以通过网络就医平台、手机软件等方式挂号，节省排队等候的时间。

（2）了解自己的病症：只有自己对病症了解清楚才能准确地描述给医生，注意以下几点。

①叙述病情要精炼：很多患者在叙述自己的病情时没有主次、先后顺序，滔滔不绝，浪费医患时间。我们要在尽量短的时间内，把本次就诊目的重点告诉医生，自己哪里最不舒服，症状持续多久，接下来按照医生提问如实回答即可。

②发病时间要准确：要将具体的发病时间告诉医生，方便医生区分是慢性病还是急症。

③发病诱因要明确：疾病出现前是否发生了什么特别的事情，要将这些相关的事件都描述给医生。

④及时解除疑虑：如果自己对此病有什么疑虑也要告诉医生，如果能够打开心结，则有利于疾病的恢复。

（3）医患合作效果好：医生和患者就像天平的两端，两边必须都站稳了，才能让医患关系平衡，才能把病看好。

①信任医生：既然您是来看病的，就要相信医生的专业性，积极配合医生的检查和沟通，不要和医生起冲突。

②理解医生：医生不是神，也没有透视眼，很多病症不通过仪器检查，医生也无法判断，不要因为检查项目多、费用贵就抱怨医生。

③积极配合医生：在尊重和信任的基础上，积极地和

医生讨论，表达疑虑，及时反馈治疗效果。

④不要轻信网络：现在网络很发达，很多患者都会提前在网络上查询相关的疾病信息，但是网络毕竟只是提供粗略的咨询，详细的病症还是要靠科学的仪器检查和医生面对面的诊治。

⑤表达感谢：对于医德医术都很高的医生，我们要及时的表达感谢，良好的医患关系需要大家的共同努力。

（4）专家排最后：很多人看病都希望能找专家，其实医生朋友们建议第一次看病不要忙着找专家。

第一次看病，我们没有做任何的检查，即使你找的是专家也是先从检查开始，而且专家号很难挂、耗时耗力，不如先找普通医生，把前面必要的检查项目都做了，如果问题还是没有得到解决，那么再去找专家会更加有效。

专家"很难看到"，所以，如果真的需要找专家，就一定要把想问的、想说的都表达清楚了，如果对自己的记忆力不放心，不妨先打个草稿。

（5）选择中医还是西医治疗：现在流行中医热，很多人都盲目崇拜中医，其实中西医各有利弊，选择看中医还是西医，还是要根据病症决定。不要盲目地什么病都选择中医，觉得中药没有副作用，但是中医治疗效果相对缓慢，对于很多危重、急性的病症不一定适合。中西医治疗的区别大致有以下几点。

①标本：中医侧重治"本"，也就是根据病因治疗，西医侧重治"标"，也就是对症治疗。

②疗效：中医疗效相对较慢、西医疗效相对较快。

③副作用：中药的副作用较小（个别中药药性峻猛除外），西药副作用较多，但药理机制相对中药研究得透彻。

第三讲 做什么检查可以确诊

1. 怎样选择正确的门诊、科室治疗？

王老师：如果怀疑患了干燥综合征，该如何选择医院，去什么科室就诊呢？

英萍医生：疑似 SS 患者，可以选择大型综合性医院，到风湿科就诊，或者到正规的风湿专科医院。英萍风湿医院是全国著名风湿病专家吴英萍教授创办的，以治疗风湿类疾病为特色的二级甲等专科医院。风湿科医生可以对患者进行专业的医疗检查，结合患者的现有症状以及病史，综合分析，以确诊是否患有 SS。SS 是个慢性病，临床症状复杂，患者可能就诊口腔科、眼科、骨科、皮肤科、呼吸科等科室，这就增加了本病的诊断难度。所以，疑似患者应该提高对本病的认知，及时到正规医院，选择正确的科室就诊，避免病情迁延。

2. 干燥综合征为什么不易诊断？

王老师：我这个病，症状复杂，病情隐匿，是不是很难被发现？

英萍医生：从发病率来看，患病人数不少，该病累及多系统、多器官，临床症状比较复杂，而且起病隐匿，初期症状不明显，口干、眼干对症治疗很容易缓解，而且进展缓慢。

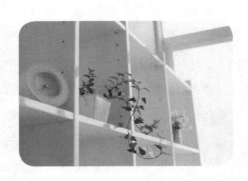

疾病在活动期与稳定期不断变化，稳定期仅有口眼干燥症状，活动期除外分泌腺分泌异常外，还伴有其他皮肤、关节、脏器的疾病，加之病程长，症状多样化。当多个免疫学检查结果异常时，应用糖皮质激素治疗对本病也有缓解作用，很难与其他结缔组织疾病鉴别，容易被误诊为皮肤瘙痒症、系统性红斑狼疮、皮肌炎、类风湿关节炎等，有的患者被误诊甚至二十几年。所以，一定要提高敏感性，早期到权威、正规、专科医院就诊。

3. 如何早期发现并自我诊断干燥综合征？

王老师：既然干燥综合征发病隐匿不容易诊断，那我们应该如何及早发现并自我诊断呢？

英萍医生：有的 SS 患者从起病到确诊往往少则几个月，多则可达 10 余年，在疾病后期会出现内脏损害、肺纤维化等重症，如何能在疾病早期，就及时发现并诊断呢？当出现以下症状时，要提高警惕。

（1）口干症状：口干达 3 个月以上，喝水无法缓解，进食干性物质需要用水帮助吞咽，夜间口干渴醒三次以上。

（2）眼干症状：眼干症状达 3 个月以上，无沙眼等明显眼部疾病，眼部有异物感。每天必须使用滴眼液 3 次以上，以缓解眼部干涩，反复出现眼睑化脓性感染。

（3）不典型的关节痛，化验结果不符合类风湿关节炎诊断标准，尤其是 40—60 岁女性。

（4）近期不断出现龋齿或牙齿脱落。

（5）反复的腮腺肿大。

（6）不明原因的高球蛋白血症。

（7）远端肾小管酸中毒，低钾，肢体软瘫。

（8）不明原因的肺间质纤维化。

（9）不明原因的肝胆管损害。

（10）不明原因的慢性胰腺炎。

4. 没有口眼干燥症状怎么也诊断为干燥综合征?

王老师：为什么有的干燥综合征患者没有口眼干燥的症状呢？

英萍医生：有的患者临床症状与诊断不完全一致，虽然自我感觉没有口干、眼干，但唇黏膜、腮腺、唾液腺、泪流量检测结果异常。SS 是一种系统性疾病，主要是外分泌腺受到自身抗体攻击，分泌受累，临床表现多种多样，口干眼干只是临床表现之一，当疑似患者的各项检查结果符合诊断标准时，就可以诊断为干燥综合征。

5. 干燥综合征的诊断标准有哪些?

王老师：能详细介绍一下 SS 的诊断标准吗？

英萍医生：目前公认的诊断标准是 2002 年干燥综合征国际分类（诊断）标准，具体见表 1-1 和表 1-2。

表 1-1　干燥综合征分类标准的项目

Ⅰ.口腔症状：3 项中有 1 项或 1 项以上
（1）每日感到口干持续 3 个月以上
（2）成年后腮腺反复或持续肿大
（3）吞咽干性食物时需用水帮助

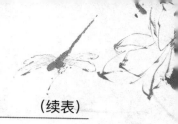

Ⅱ.眼部症状：3 项中有 1 项或 1 项以上

（1）每日感到不能忍受的眼干持续 3 个月以上

（2）有反复的沙子进眼或沙磨感觉

（3）每日需用人工泪液 3 次或 3 次以上

Ⅲ.眼部体征：下述检查任 1 项或 1 项以上阳性

（1）泪流量测定（Schirmer Ⅰ 试验）（+）

（2）角膜染色（+）

Ⅳ.组织学检查：下唇腺病理示淋巴细胞灶≥1

Ⅴ.唾液腺受损：下述检查任 1 项或 1 项以上阳性

（1）唾液流率（+）

（2）腮腺造影（+）

（3）唾液腺同位素检查（+）

Ⅵ.自身抗体：抗 SSA 或抗 SSB（+）（双扩散法）

表 1-2 上述项目的具体分类

（1）原发性干燥综合征：无任何潜在疾病的情况下，有下述 2 条则可诊断

①符合表 1-1 中 4 条或 4 条以上，但必须含有条目Ⅳ（组织学检查）和（或）条目Ⅵ（自身抗体）

②条目Ⅲ、Ⅳ、Ⅴ、Ⅵ 4 条中任 3 条阳性

（2）继发性干燥综合征：患者有潜在的疾病（如任一结缔组织病），而符合表 1-1 的条目 Ⅰ 和 Ⅱ 中任 1 条，同时符合条目Ⅲ、Ⅳ、Ⅴ 中任 2 条

（3）必须除外颈、头面部放疗史、丙肝病毒感染、AIDS、淋巴瘤、结节病、GVH 病，抗乙酰胆碱药的应用（如阿托品、莨菪碱、溴丙胺太林、颠茄等）

在临床工作中，由于 SS 患者个体差异（如对口眼干不敏感），

病期早晚不同，检查条件限制等，虽不够上述四条条件时也要警惕本病的可能，尤其是有些抗SSA/SSB抗体阳性但症状不典型的中年妇女，有必要进行密切关注及随诊，不宜过早否定SS诊断。

6.抗SSA抗体和抗SSB抗体对诊断SS有什么意义？

王老师：抗SSA抗体和抗SSB抗体对诊断有什么意义？

英萍医生：SS患者血清中抗SSA抗体和抗SSB抗体，阳性率高达75%和35%，此两种抗体也见于系统性红斑狼疮、类风湿关节炎、系统性硬皮病等多种结缔组织病，但是阳性率不如SS高。当两者均为阳性时，如有明确口干眼干症状，持续3个月，应首先考虑SS的可能，如无口眼干燥，则不一定是SS，需做其他检查鉴别诊断。抗SSB抗体特异性高，但敏感性低，具有抗SSB抗体患者常伴有抗SSA抗体，两者与疾病的活动性无关，两者多出现在伴有内脏损害的患者。

7. 要确诊SS需做哪些眼科检查？

王老师：要确诊SS需做哪些眼科检查？

英萍医生：要想明确诊断是不是SS，进行眼部检查是必要的，主要有泪流量测定、角膜染色试验，泪膜破碎时间测定。

（1）泪流量测定：也称Schirmer试验。具体方法：用5毫米×35毫米滤纸一片，距一端5毫米处折成直角，将该端置入眼睑结膜囊内，5分钟后取下滤纸，自折叠处测量潮湿程度≥15毫米为正常，少于10毫米为阳性。本实验假阳性和假阴性结果都很多见。

（2）角膜染色试验：用1%孟加拉红溶液滴入双侧结膜囊内，

随即用生理盐水洗去，在裂隙灯下检查角膜和球结膜，染色点
≥10个表示有损坏的角膜和结膜细胞。本试验对诊断干燥性角
膜炎价值较高。

（3）泪膜破碎时间测定（BUT 试验）：凡裂隙灯检测泪膜
破碎时间短于 10 秒者为阳性。

8. 要确诊 SS 需做哪些口腔检查项目？

王老师：要确诊 SS 做哪些口腔检查呢？

英萍医生：要确诊 SS 需要做如下口腔检查。

（1）唾液流率：将中空导管相连的小吸盘，以负压吸附于
单侧腮腺导管开口处，收集唾液分泌量，正常 > 0.5 毫升 / 分钟。

（2）唾液流量：是测定口干燥症的敏感指标之一。唾液量
的检查常根据患者舌下口底唾液集聚的总量来估计，受检者在
静止状态唾液分泌少于 1 毫升 /10 分钟；在活动状态下让受检者
咀嚼 5 克白蜡 6 分钟，如唾液少于 6 毫升 /10 分钟者，为唾液分
泌减少。

（3）腮腺造影：经口腔腮腺开口注入造影剂（40% 碘油），
腮腺有病变时，导管和腺体有破坏现象，X 线下可见各级导管
不规则、僵硬，有不同程度的狭窄和扩张，碘液可淤积于末端
导管腺体，呈葡萄状。此项检查简便易行，副作用小，敏感性、
特异性均高，对诊断干燥症有很大帮助。

（4）唾液腺同位素检查：常用的放射线核素为 ^{99m}Tc（锝），
静脉注射后做唾液腺正侧位扫描，根据腮腺、颌下腺显影程度，
反映唾液腺摄取及排泌的功能，唾液腺功能低下时，其摄取和
排泄均低于正常。

（5）唇腺活检：通常选取唇部小唾液腺做检查，取表面正常，至少包含4个腺体小叶的唇黏膜组织进行病理检查，有病变者下唇的活检组织中可见腺体及导管周围有淋巴细胞、浆细胞浸润、腺泡萎缩、导管扩张、小叶数量减少，晚期腺体减少由脂肪代替，纤维组织增生，有时可见腺上皮细胞化生，此法敏感且特异。

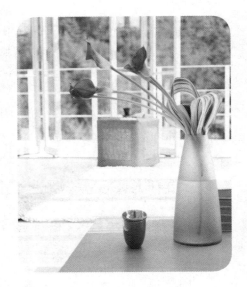

（6）唾液蛋白检查：血清中和唾液中 β_2-微球蛋白（β_2-M）水平增高，唾液中 β_2-M 增高更为明显。而且两者均与唾液腺病变程度和疾病活动性呈正相关，可作为检测指标。

9. 干燥综合征有哪些实验室检查异常？

王老师：干燥综合征有哪些实验室检查异常？

英萍医生：异常主要表现在以下几个方面。

（1）SS 患者血清中抗 SSA 抗体和抗 SSB 抗体，阳性率高达 75% 和 35%，对 SS 的诊断有特异性。

（2）80% 的病人类风湿因子阳性，滴度 ≥ 1∶32 时有意义，但因其可出现在多种自身免疫疾病中，所以对 SS 无特异性。

（3）其他自身抗体阳性，25% 的病人抗磷脂抗体阳性，20% 的病人抗线粒体抗体阳性，10% 的病人有低滴度的抗 dsDNA 抗体，有些病人也可以有 rRNP 抗体。

（4）80%的病人出现免疫复合物，说明有网状内皮系统清除障碍。

（5）血清冷球蛋白阳性，代表有腺体外损害。

（6）95%的病人γ球蛋白含量升高，可达58%，IgG、IgM也可升高。

（7）血常规可见白细胞、血红蛋白、血小板偏低。

10. 需要定期复查哪些项目？

王老师：干燥综合征需要定期复查吗，都需要检查哪些项目呢？

英萍医生：SS需要定期复查，主要检查血常规、尿常规、肝功能、肾功能、红细胞沉降率、胸片和肺功能。

11. 中医如何诊断干燥综合征？

王老师：从中医角度，怎样诊断干燥综合征呢？

英萍医生：从中医角度看，SS的病理、病机、症状接近燥症，但也有其特殊的临床特征，诊断标准总结如下。

（1）主要表现

①流行病学：患者多为40岁以上女性。

②体质特点：患者体质多为阴虚质。

③临床表现：典型的津亏液燥表现，口干、眼干、鼻咽干、皮肤干燥、外阴干涩。

④其他相关疾病（痹症、

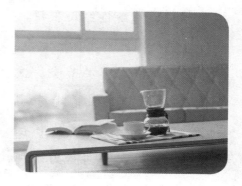

狐霍、肌痹、皮痹）的临床表现。

⑤反复不明原因发热、倦怠。

⑥舌脉：舌干红或暗红，苔少或无苔，舌体瘦薄，脉细数。

（2）次要表现

①起病隐匿，病程长，口眼干燥等典型症状出现半年以上。

②有反复感染外邪、药毒伤害、不良饮食习惯史。

③多发性龋齿、皮肤结节红斑、手指遇冷发白继而变紫、腮腺反复肿痛。

④黄疸、癥积、反复咳嗽、纳少、便溏、尿多、烦渴、消瘦、四肢瘫软无力等。

有 3 条主要表现、3 条次要表现者，可诊断 SS；有 2 条主要表现、3 条次要表现者，可能为 SS。

12. 干燥综合征的鉴别诊断？

王老师：有的大夫怀疑我是类风湿关节炎、有的大夫说我是干眼症、有的大夫还说我是系统性红斑狼疮？我还有可能是得的别的病吗？

英萍医生：王老师，你得的这个干燥综合征由于表现与一些疾病症状相似，所以是需要与一些疾病相鉴别的，比如类风湿关节炎、系统性红斑狼疮、非自身免疫病的口干、眼干等。

首先，类风湿关节炎。这个病的病因至今并不十分明了，目前大多认为其是人体自身免疫性疾病，亦可视为一种

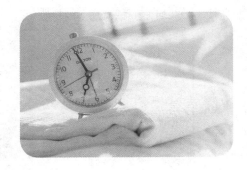

慢性的综合征，表现为外周关节的非特异性炎症。此时患病关节及其周围组织呈现进行性破坏，并致使受损关节发生功能障碍。类风湿关节炎的发病率女性高于男性，女性是男性的 2～3 倍；欧美国家的发病率明显高于我国。那么如何区分这两个病呢？第一，看炎症程度：类风湿关节炎明显；干燥综合征轻微；第二，看骨破坏：类风湿关节炎严重；干燥综合征极少出现；第三，看 SSA/SSB 抗体：类风湿关节炎无；干燥综合征有。

其次，与系统性红斑狼疮鉴别。

专业术语解读——系统性红斑狼疮

系统性红斑狼疮是一种发病缓慢，隐袭发生，临床表现多样、变化多端，涉及许多系统和脏器的自身免疫性疾病。由于细胞和体液免疫功能障碍，产生多种自身抗体，可累及皮肤、浆膜、关节、肾及中枢神经系统等，并以自身免疫为特征，患者体内存在多种自身抗体，不仅影响体液免疫，亦影响细胞免疫，补体系统亦有变化。发病机制主要是由于免疫复合物形成，确切病因不明。病情呈反复发作与缓解交替过程。本病以青年女性多见。中国患病率高于西方国家，可能与遗传因素有关。

那么又如何区分这两种病呢？

（1）看年龄：系统性红斑狼疮多发生于青年女性；干燥综合征多发生于中老年女性。

（2）看发热情况：系统性红斑狼疮多见；干燥综合征不多见。

（3）看是否有蝶形红斑：系统性红斑狼疮有；干燥综合征无。

（4）看是否有眼干：系统性红斑狼疮可有可无；干燥综合征多见。

（5）看肾损伤分型：系统性红斑狼疮以肾小球损伤为主；干燥综合征肾小管酸中毒常见。

（6）看是否有高球蛋白血症：系统性红斑狼疮不明显；干燥综合征明显。

（7）看是否存在低补体血症：系统性红斑狼疮明显；干燥综合征不明显。

另外，还需辨别是否是其他疾病引起的口干、眼干，老年性腺体功能下降、糖尿病性或药物性等，根据病史和各个疾病自身特点加以鉴别。

王老师，您明白了吗？干燥综合征是一个多系统、多器官、多部位的病变，和相似疾病的表现又很接近，所以不同的大夫有不同的推测。

13. 口干、眼干就是干燥综合征吗？

王老师：那有口干、眼干的症状就一定是干燥综合征吗？

英萍医生：不一定，不是出现了眼干、口干的症状就是得了干燥综合征。许多疾病也都有口干、眼干的表现。

（1）与口干症的鉴别：感染性疾病引起的唾液腺感染、舌炎；涎腺发育不全；内分泌病；心理因素；血液系统疾病如缺铁性贫血、恶性贫血；药物性因素如脱水药；放疗；使

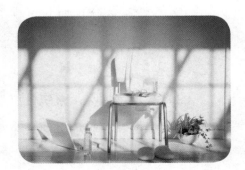

用义齿。

（2）与眼干症的鉴别：
先天分泌减少；继发性泪液分
泌减少；局部病变；神经麻痹
性分泌减少。

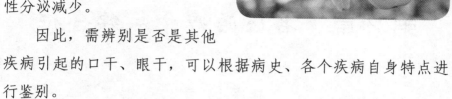

因此，需辨别是否是其他
疾病引起的口干、眼干，可以根据病史、各个疾病自身特点进
行鉴别。

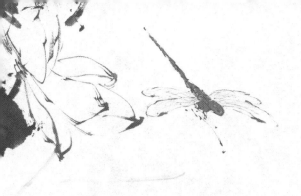

第2章 名医治疗干燥综合征

中医诊室

　　张阿姨，今年57岁了，年轻的时候是公务员，退休后与老伴享受起清闲的退休生活。3年前间断出现声音嘶哑，右颌下有一花生大小的肿物，患者以为"上火发炎"了，没有引起注意。近2年出现口干、眼干，没有缓解。1年前出现全身皮肤瘙痒，左腋下有淋巴结肿大，偶尔有关节疼痛。患者的老伴患有风湿性关节炎，他听了张阿姨的症状很担心的跟张阿姨说："你不会也得了风湿吧，但是我这风湿今天手痛，明天腿痛，而且痛一阵就好了，你怎么症状这么复杂呢？咱们去医院看看吧。"张阿姨先后看了几个医生，对她的诊断是不同的，有的怀疑她得了风湿性关节炎，有的怀疑是系统性红斑狼疮，服用了一些药物效果也不太好。儿子听说了很着急，带着母亲挂了专家号，找到了吴英萍医生，吴英萍大夫详细询问了病情，告诉张阿姨，她的病叫干燥综合征，跟老伴的病很像，但又不一样，如果积极治疗会有好转的。

生活中，像张阿姨这样的例子并不少见。那么，为什么会得干燥综合征？跟风湿性关节炎有什么区别呢？应该做什么检查才能知道自己是否得病了呢？我们应该如何治疗干燥综合征呢？下面，我们将逐一介绍干燥综合征的诊疗知识。

第一讲　干燥综合征的西医治疗

1. 干燥综合征目前的西医治疗方针是什么？

张阿姨：那西医是怎么治疗我的这个病的，我的病能不能去根啊？

英萍医生：张阿姨，您这个病啊，西医目前没有根治性治疗，也没有肯定的药物可以改变病程，也无法恢复已损坏的腺体，也就是去不了根。治疗目的在于预防因长期口、眼干燥造成的局部损伤，密切观察病情变化，防治本病引起的系统损害，阻止疾病的发展和延长患者的生存期。主要使用替代疗法和对症治疗的方法，以求改善患者的症状，控制和延缓组织器官损害及继发性感染。那么，治疗上主要分为对症治疗和系统治疗。对症治疗，主要是对口干、眼干的治疗。系统治疗，主要是腺外组织器官的治疗，根据有无器官、系统受累及其程度来选择治疗方法。重症患者应抑制异常免疫反应，如患者合并多系统损害时，应使用糖皮质激素或联合应用免疫抑制药治疗，并且注重护理及早期预防。主要是针对临床的不同阶段，控制病情的进展，避免或减少多系统的损害。干燥综合征的多器官、多

系统损害是本病预后不良的重要因素，应进一步探索中西医结合早期预防和治疗。

张阿姨，您的情况目前不算严重，好好控制病情，正常的日常生活是没问题的，就像糖尿病、类风湿等许多疾病不能去根一样，您不要过于担心。

2.干燥综合征怎样治疗？

张阿姨：那西医都是怎么治疗我的病的？

英萍医生：干燥综合征呢，至少有4个方面的问题，每一方面都需要不同的治疗：第一，眼干、口干的治疗；第二，淋巴细胞浸润的治疗；第三，狼疮样表现的治疗；第四，疲劳一纤维肌痛的治疗。干燥综合征的治疗包括3个层次：首先，涎液和泪液的替代治疗以改善症状；其次，增强干燥综合征外分泌腺的残余功能，刺激涎液和泪液分泌；最后，系统用药改变干燥综合征的免疫病理过程，最终保护患者的外分泌腺体和脏器功能。

干燥综合征的局部治疗：局部症状以口干、眼干、鼻干多见，所以局部治疗主要包括口腔干燥的治疗、干燥性角膜炎的治疗、鼻腔干燥的治疗。

专业术语解读——皮肤淋巴细胞浸润症

皮肤淋巴细胞浸润症（lymphocytic infiltration of skin）又称 Jessner-Kanof 综合征，是以淋巴细胞浸润为主的良性复发性皮肤病。有人认为是一种亚急性皮肤红

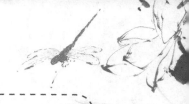

斑性狼疮或假性淋巴瘤。病理：组织病理示真皮内主要在血管和附属器周围有致密片状淋巴细胞浸润，常杂有组织细胞和浆细胞。表皮正常或上皮突稍变平。体征：皮损最常见于颊、额部，也可见于背、前臂、小腿、前胸和腹部。初起为一个、数个或很多丘疹，向外扩展成片状或中央消退呈盘状、环状，表面光滑，质偏坚实，粉红至红棕色，无自觉症状，持续数周、数月或多年后可自行消退，不留痕迹，但可在原处或他处再发。少数有光感性。鉴别：本病需与亚急性皮肤红斑性狼疮、结节病等鉴别。治疗：可口服氯喹或外用皮质激素，也可注射铋剂或用冷冻、放射治疗。

专业术语解读——狼疮样综合征

该综合征是长期用某些药物治疗非风湿病性原发病而引起的类似红斑狼疮表现的综合征，属于医源性疾病。临床上以发热、关节症状、心脏损害及皮损等系统性红斑狼疮表现为特征，而又与系统性红斑狼疮有所不同，即停用致病药物后，多数病人的自觉症状及客观体征能很快缓解。一旦确诊为本综合征，立即停用致病药物或改用其他药物，是治疗本综合征最有效的措施。若停药后症状仍持续存在，可考虑应用激素。激素有抑制病情发展的作用，可用泼尼松 40～50 毫克 / 天，分次口服，连续用药 1～2 周，多能控制病情发展。

临床症状基本上与特发性 SLE 相似，多数病人都有不同程度的体重减轻、疲乏无力、厌食和失眠等全身症状。

（1）发热：约半数以上的病例有不同程度的发热，

47

有时发热为主要临床症状，发热可为早期表现，继之出现其他症状，也可与其他症状同时出现。

（2）关节症状：有关节疼痛、关节炎。四肢关节均可受累，以对称性、多发性为特征，有时可发生关节腔积液。

（3）肌痛：或与关节症状同时出现，或单独出现。可见于全身任何部位的肌肉，但以四肢及躯干肌痛为明显。

（4）浆膜炎：为多发性，可累及心包和胸膜，也可伴有不同程度的腹膜炎和腹水。浆膜炎通常是继关节疼痛之后发生。可出现双侧胸痛、咳嗽、咯血和呼吸困难。肺部听诊可发现单侧或双侧呼吸音减弱，有时可出现胸膜摩擦音，有心包炎时可听到心包摩擦音。

（5）皮损：可表现为多形性渗出性红斑、荨麻疹、荨麻疹样皮疹、紫癜、结节性血管炎、血管性水肿、甲下出血、甲周小血管栓塞造成的坏疽等，但很少有典型的蝶形红斑。

（6）网状内皮系统：表现为肝脾大、全身或局部淋巴结肿大，淋巴结多为无触痛性中度肿大。

（7）其他：可伴有雷诺现象、舍格伦综合征、皮下结节和胸壁血栓性静脉炎。

专业术语解读——纤维肌痛综合征症状

纤维肌痛综合征多见于女性，最常见的发病年龄为25—45岁，其临床表现多种多样，但主要有下述4组症状。

（1）主要症状：全身广泛性疼痛和广泛存在的压痛

点是所有纤维肌痛综合征病人都具有的症状，疼痛遍布全身各处，尤以中轴骨骼（颈，胸椎，下背部）及肩胛带、骨盆带等处为常见，其他常见部位依次为膝，手，肘，踝，足，上背，中背，腕，臀部，大腿和小腿，大部分病人将这种疼痛描述为刺痛，痛得令人心烦意乱，病人常自述"关节痛"，但细问则答称"关节、肌肉甚至皮肤都痛"。另一个所有病人都具有的症状为广泛存在的压痛点，这些压痛点存在于肌腱，肌肉及其他组织中，往往呈对称性分布。在压痛点部位，病人与正常人对"按压"的反应不同，但在其他部位则无区别，以测痛计测量，低于正常人的压力，即可引出压痛。

（2）特征性症状：这一组症状包括睡眠障碍，疲劳及晨僵，约90%的病人有睡眠障碍，表现为失眠，易醒，多梦，精神不振，50%～90%的病人有疲劳感，约50%的病人疲劳症状较严重，晨僵见于76%～91%的病人，其严重程度与睡眠及疾病活动性有关。

（3）常见症状：这一组症状中最常见的是麻木和肿胀，病人常诉关节、关节周围肿胀，但无客观体征，其次为头痛，肠激惹综合征。头痛可分偏头痛或非偏头痛性头痛，后者是一种在枕区或整个头部的压迫性钝痛。心理异常包括抑郁和焦虑，也比较常见。此外，病人劳动能力下降，约1/3的病人需改换工种，少部分人不能坚持日常工作。以上症状常因天气潮冷，精神紧张，过度劳累而加重。

（4）混合症状：原发性纤维肌痛综合征很少见，大部分纤维肌痛综合征病人都同时患有某种风湿病，这时临床症状即为两者症状的交织与重叠。

3. 干燥综合征之口干怎样治疗？

张阿姨：我的口干症状很痛苦，怎么样治疗？有什么药物？

英萍医生：口干的治疗主要包括人工唾液、饮水、口腔卫生三方面。

第一，是饮水。液体可湿润口腔，缓解口腔干燥症状。

第二，是人工唾液。目前的人工涎液作用时间短，多在夜间使用，不适于口干燥症的普遍对症治疗，减轻口干较为困难，人工涎液的效果很不理想。可选用人工唾液或其他唾液替代品如含有酪蛋白或其他抗菌成分的含漱液、凝胶等。

第三，是口腔卫生。实用的措施是保持口腔清洁卫生，勤漱口，定期做牙科检查，减少龋齿和口腔继发感染的可能。口腔唾液减少易发生感染，常见的为念珠菌感染，局部用制霉菌素；若腮腺唾液减少，可发生化脓性腮腺炎，应及早使用抗生素。并且应停止吸烟、饮酒，勿食辛辣刺激食物。

另外，必须要回避一些药物。首先，避免服用引起或加重口干的药物，如阿托品、抗高血压药物、利尿药、精神类药物（三环类抗抑郁药、解痉药、抗帕金森药等）；其次，避免长期应用 H_2 受体阻滞药，包括西咪替丁、雷尼替丁及法莫替丁等。

那么，口干可选用哪些药物呢？

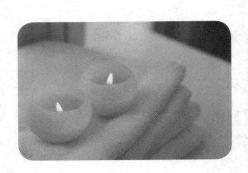

盐酸溴己新片（Bromhexine Hydrochloride Tablets，商品名必嗽平），主要用于慢性支气管炎、哮喘等引起的黏痰不易咳出。本品可直接作用于支气

管腺体，促使黏液分泌细胞的溶酶体释出，使痰中黏的糖纤维分化裂解；还可抑制黏液腺和杯状细胞中酸性糖蛋白的合成，使之分泌黏滞性较低的小分子糖蛋白，从而使痰液的黏稠度降低，易于咳出。此外，还可刺激胃黏膜反射性地引起呼吸道腺体分泌增加，使痰液稀释。成人口服：8～16毫克/次，一日3次。儿童口服剂量减半。需注意的是本品对胃肠道黏膜有刺激性，胃炎或胃溃疡患者慎用；肝功能不全患者应在医师指导下使用；对本品过敏者禁用，过敏体质者慎用。

近年来，毒蕈胆碱能受体激动剂类药物逐渐运用于临床，毒蕈碱受体激动药（M_3）可改善口干、眼干。常用药物如下。

匹罗卡品，又叫毛果芸香碱（Pilocarpine，商品名 Salagen），是一种治疗口干的有效药物，与 M_3 受体结合，刺激唾液及泪腺分泌，能明显改善口干、眼干症状，且耐受性好。5.0～7.5毫克/次，每日3次，可使唾液分泌量提高20%～40%，症状改善约需2个月，长期服用不产生耐药，但停药后症状复发。

西维美林（Cevimeline，商品名 EvoXac），本品用于干燥综合征患者的口干症状治疗。药理作用：本品为胆碱能激动药，能与毒蕈碱受体结合，促进唾液腺、汗腺等外分泌腺的分泌作用，并可增加胃肠道与尿道平滑肌的张力。其是最新应用于临床的，与毛果芸香碱相比较，西维美林对 M_3 受体的选择性高10倍，半衰期长8倍，不良反应也相对少。本品口服，每日3次，每次30毫克。需注意的是，对本品及其制剂中任一成分过敏者禁用；未加控制的哮喘患者禁用；狭角性青光眼或急性虹膜炎者禁用。毛果芸香碱和西维美林通过刺激唾液腺中胆碱能 M_3 受体，提高腺体的分泌功能，对轻至中度的口干患者临床应用效果良好。

环戊硫酮片（Anethol Trithlone Tablets，正瑞），是治疗干燥综合征（口、眼、鼻干燥综合征）的干燥症状，纠正因服用某些药品（如安定剂、抗抑郁药、抗帕金森病药等）引起的药源性及口咽区接受放射治疗后引起的口干症。药理作用：可显著增加毒蕈碱受体的数量，明显提高腺体（如唾液腺、泪腺）的分泌量，可明显改善口、眼、鼻及阴道黏膜干燥症状；可拮抗阿托品等以及 M 受体拮抗药所致唾液腺分泌抑制，纠正服用某些药品（抗高血压药、利尿药、镇静药、抗抑郁药、抗帕金森病药等）导致的药源性口干症及口咽区放疗后引起的口干症。需注意的是黄疸、肝硬化、胆道及胆总管有闭塞者禁用；孕妇禁用；甲状腺功能亢进患者慎用。但其只对早期患者有作用，对腺体破坏严重的中晚期患者几乎无作用。用法用量为口服一日 3 次，一次 1 片（25 毫克），或遵医嘱。服药期间，尿液可呈黄色，属正常现象。缺乏临床用药资料，儿童及老年人慎用。

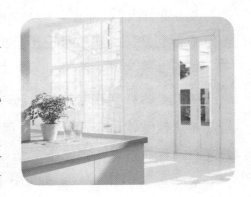

胆碱能受体激动药的常见副作用包括出汗、头痛、视力障碍、流泪等；应注意避免使用于胆石症、胆管疾病以及溃疡病的患者。

4. 如何治疗干燥综合征的眼干症状？

张阿姨：那眼干怎么治疗？有哪些方法和药物啊？

英萍医生：治疗眼干主要有以下方法。

（1）自体血清：最理想的人工泪液是自体血清，然而自体血清制备工艺较为复杂，容易污染，需要低温保存，无法商品化和在医院外使用。国外有人以自体的血清经处理后滴眼。

（2）泪点封闭：对尚保存部分泪腺功能的患者，采用电凝固法闭塞鼻泪管可使有限的泪液聚积，从而缓解干燥症状。除人工泪液外，对于严重的眼干患者可采用电烙术对泪点进行封闭。

（3）潮湿眼镜：戴眼防护镜，避光避风，保持居室湿润也很重要。

此外，含有皮质激素的眼药水对眼干疗效不佳，且能引起角结膜上皮细胞的变性和穿孔，故不宜应用。某些药物如利尿药、抗高血压药、雷公藤，可以加重口、眼干燥，应尽量避免使用。国外学者报道，低剂量的糖皮质激素或环孢素局部应用可以减轻结膜表面的炎症，缓解眼干症状。环孢素眼液用于临床干眼症的治疗并取得一定的疗效。

5. 干燥综合征的干燥性角膜炎的眼药水有哪些?

张阿姨：什么样的眼药水适合我呢？我孙女的缓解眼疲劳的眼药水我可以用吗？

英萍医生：眼药水分很多种，作用也不同。下面我就给您介绍一下眼药水的种类，您别用错了。

（1）抗生素类：抗感染的，就是名字带"沙星"和"霉素"的，如氧氟沙星滴眼液（如泰利必妥、信利妥）、妥布霉素滴眼液（如托百士）、磺胺醋酰钠滴眼液、利福平滴眼液、氯霉素滴眼液（如润舒）、盐酸林可霉素、硫酸链霉素、新霉素滴眼液等。

（2）抗病毒类：如阿昔洛韦、更昔洛韦滴眼液，利巴韦林滴眼液，羟苄唑滴眼液，重组人干扰素 α-2b 滴眼液，鱼腥草滴眼液等。

（3）抗霉菌类：如克霉唑、氟康唑等。

（4）白内障用药：麝珠明目滴眼液、吡诺克辛滴眼液、障翳散滴眼液、白内停滴眼液等。

（5）散瞳用药：如硫酸阿托品滴眼液。

（6）青光眼、降眼压药：如贝美前列素滴眼液。第五、六类药物生活中不常用，都是眼科专病用药。

（7）干眼症用药：这个才是干燥综合征常选用的药物。如爱丽（玻璃酸钠）滴眼液、羟糖苷滴眼液（人工泪液）、潇莱威（羧甲基纤维素钠）滴眼液、泪然（左旋糖酐 70）滴眼液、倍然（左旋糖酐 70）滴眼液、贝复舒（重组牛碱性成纤维细胞生长因子）滴眼液、羟甲纤维素钠滴眼液、诺沛（维生素 A 棕榈酸酯）凝胶。

（8）激素、非甾体类消炎药：醋酸氢化可的松滴眼液、地塞米松磷酸钠滴眼液、普拉洛芬滴眼液等。

（9）抗过敏类眼药：色甘酸钠滴眼液、酮替酚滴眼液、富马酸依美斯汀滴眼液等。

（10）抗疲劳、缓解近视用药：麝珠明目滴眼液、萘敏维滴眼液、润洁（复方硫酸软骨素）滴眼液等。

另外，还有其他眼病用药：正大维他（硫酸锌尿囊素）滴眼液、氨碘肽滴眼液、施图伦（七叶洋地黄双苷）滴眼液、珍视明（四味珍层冰硼）滴眼液、珍珠明目液。

阿姨，您的病主要是用第七类干眼症类用药，如果有其他的病变再选择其他药物，不能乱用。

6. 干燥综合征的鼻腔干燥的西医治疗方法是什么？

张阿姨：我偶尔也会出现鼻腔干燥，应该怎么治疗呢？

英萍医生：鼻腔干燥可用生理盐水滴鼻，不可用含油剂的润滑剂，以免吸入引起类脂性肺炎。阿姨，这个一定要记住啊！

7. 干燥综合征的各系统损伤的治疗方法有哪些？

张阿姨：我的症状如果加重影响到全身，那怎么样治疗啊？

英萍医生：干燥综合征的全身治疗途径有糖皮质激素、免疫抑制药、免疫增强药、生物制剂、基因治疗等。目前尚无对干燥综合征器官损害治疗的大规模循证医学资料。系统损害者应根据受损器官及严重程度进行相应的治疗。有重要脏器受累的患者应使用糖皮质激素，如伴有肺间质病变、肝脏损害、肾脏损害、血细胞减少者要给予糖皮质激素。病情进展迅速者需合用免疫抑制药，如环磷酰胺、甲氨蝶呤、巯嘌呤、环孢素等。发展至淋巴瘤者应及时规范地进行化疗。根据有无器官、系统受累及其程度选择药物：①羟氯喹，0.2克，2次/日。②糖皮质激素，中、小剂量（每日小于0.5毫克/千克体重）。③免疫抑制药，对于有器官受累者，硫唑嘌呤，50毫克，2～3次/日；来氟米特，10毫克，1次/日；环磷酰胺，

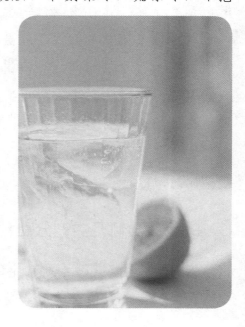

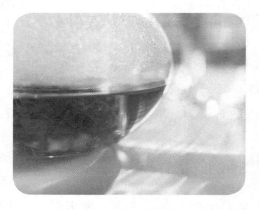

400～800毫克/2～4周。④植物药（帕夫林等）。⑤免疫吸附：对于出现肺间质纤维化、白细胞或血小板降低、自身免疫性肝炎等内脏损伤的患者，应给予糖皮质激素治疗，起始剂量一般在每日0.5毫克/千克体重，症状缓解后逐渐减量。激素治疗效果不佳者应加免疫抑制药治疗。

8. 如何使用糖皮质激素治疗干燥综合征？

张阿姨：我的症状需要用激素治疗吗？什么时候用激素治疗？

英萍医生：病情稳定者，应避免激素治疗，合并各种结缔组织病者为激素应用的指征。对合并有神经系统、肺间质病变、肝脏损害、肾小球肾炎、血细胞减少尤其是血小板减低、肌炎等要给予糖皮质激素治疗，剂量根据病情轻重决定，与其他结缔组织病治疗用法相同。可使用泼尼松，分次口服，缓解后递减剂量，尽早撤除激素，如需要维持治疗以隔天为妥。肾小管酸中毒的患者主要为替代疗法。若为新发病例，或肾脏病理显示为肾小管及周围以炎性病变为主，也可考虑激素疗法或加免疫抑制药治疗。

9. 激素分哪几类？分别有什么作用？

张阿姨：什么是激素？有什么作用啊？

英萍医生：我们说的激素是指糖皮质激素，被广泛用于系统性结缔组织病的治疗，但由于其不良反应使医生和患者在使用中仍存在很多顾虑。那么激素呢，分四类：短效（的松类）、中效（尼松类）、长效（米松类）、外用（氟松类）。短效的有可的松、氢化可的松（前者在肝内转化为后者才生效）；中效的有泼尼松、泼尼松龙（前者在肝内转化为后者才生效）；长效的有地塞米松、倍他米松；外用的有氟氢可的松、氟轻松。

糖皮质激素四大生理作用呢，就是升糖、解蛋、分脂、保钠。首先，糖皮质激素能增加肝糖原、肌糖原含量并升高血糖。其次，糖皮质激素可促进淋巴和皮肤等的蛋白质分解，抑制蛋白质的合成。第三，可促进脂肪分解，抑制其合成。第四，可利尿，能潴钠排钾。

糖皮质激素在临床大剂量使用的"四大抗"作用，也就是药理作用是抗炎、抗过敏、抗中毒、抗休克。

首先，糖皮质激素有强大的抗炎作用。能对抗下述各种原因引起的炎症：①物理性损伤，如烧伤、创伤等；②化学性损伤，如酸、碱损伤；③生物性损伤，如细菌、病毒感染；④免疫性损伤，如各型变态反应；⑤无菌性炎症，如缺血性组织损伤等。在各种急性炎症的早期，应用糖皮质激素可减轻炎症早期的渗出、水肿、毛细血管扩张、白细胞浸润和吞噬等反应，从而改善炎症早期出现的红、肿、热、痛等临床症状；在炎症后期，应用糖皮质激素可抑制毛细血管和成纤维细胞的增生、抑制胶原蛋白、黏多糖的合成及肉芽组织增生，从而防止炎症后期的粘连和瘢痕形成，减轻炎症的后遗症。但必须注意，炎症反应是机体的一种防御功能，炎症后期的反应也是组织修复的重要过程，故糖皮质激素在抑制炎症、减轻症状的同时，也降低了机体的

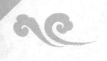

防御和修复功能，可导致感染扩散和延缓创口愈合。

其次是抗过敏作用。糖皮质激素对免疫反应有多方面的抑制作用，能缓解许多过敏性疾病的症状，抑制因过敏反应而产生的病理变化，如过敏性充血、水肿、渗出、皮疹、平滑肌痉挛及细胞损害等，能抑制组织器官的移植排异反应，对于自身免疫性疾病也能发挥一定的近期疗效。

再次是抗休克作用。超大剂量的糖皮质激素已广泛用于各种严重休克，特别是中毒性休克的治疗。

最后是退热作用。糖皮质激素有迅速而良好的退热作用，可用于严重中毒性感染，如肝炎、伤寒、脑膜炎、急性血吸虫病、败血症及晚期癌症的发热。但是在发热诊断未明确前，不可滥用糖皮质激素，以免掩盖症状使诊断困难。

另外，糖皮质激素对血液及造血系统的作用可总结为"四多一少"，即红细胞、血红蛋白、血小板、纤维蛋白原增多；淋巴细胞减少。

10. 怎样使用糖皮质激素？

张阿姨：糖皮质激素怎么使用呢？

英萍医生：糖皮质激素的四个用法。其一，小量替代法，适用于肾上腺皮质功能减退等。其二，大量突击法，用于严重感染或休克。其三，正量久用，用于自身免疫疾病、炎症后遗症等。其四，两日总量一次晨用，即把48小时的药量，在早晨8点一次服用。适用于已用皮质激素控制的某些慢性疾病，其疗效与每日用药相同，而对下丘脑-垂体、肾上腺皮质抑制较轻，不良反应较小。隔日给药，以泼尼松、泼尼松龙较好。

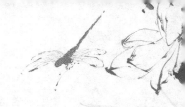

11. 激素的副作用有哪些?

张阿姨：听说用激素对身体不好，激素治疗的副作用有哪些?

英萍医生：激素（主要指糖皮质激素）的不良反应如下。

（1）库欣综合征：表现为向心性肥胖（俗称满月脸、水牛背）、痤疮、多毛、无力、低血钾、浮肿、高血压、高血脂、糖尿病等。

（2）诱发或加重感染（包括结核）。

（3）诱发或加重消化道溃疡、重者发生消化道出血：糖皮质激素可增加胃酸及胃蛋白酶的分泌，增强食欲，促进消化。同时胃黏液分泌减少，上皮细胞更换率减低，使胃黏膜自我保护与修复能力削弱。

（4）精神神经症状：可见欣快、不安、行动增多、激动、失眠、诱发类精神分裂症、类躁郁症样精神异常，大剂量时还可诱发癫痫发作或惊厥，儿童用大剂量时易发生惊厥。

（5）骨质疏松和无菌性股骨头坏死：糖皮质激素可以抑制成骨细胞的活力，减少骨中胶原的合成，促进胶原和骨基质的分解，使骨盐不易沉着，骨质形成发生障碍而导致骨质疏松症。特别是在脊椎骨，可有腰背痛，甚至发生压缩性骨折，鱼骨样及楔形畸形。骨质疏松是应用糖皮质激素必须停药的重要指征之一。

（6）影响创口愈合和儿童生长发育。

（7）肾上腺皮质萎缩或功能不全：突然停药可能发生急性肾上腺皮质功能不全的症状，如头晕、无力、恶性、呕吐、低血压、低血糖，甚至发生昏迷或休克。

（8）类固醇肌病。

（9）诱发或加重肝炎病毒复制，导致肝炎暴发，甚至发生重症肝炎，危及生命。

（10）眼部并发症，可出现眼压增高、青光眼、白内障等。

（11）诱发或加重糖尿病。

（12）其他，如停药反跳现象。

阿姨，虽然激素有这么多的副作用，但是使用时要根据病情状况选用，如果病情不用激素就不能得到很好的控制，那么权衡利弊后，就应该适当应用激素治疗。而且，不是用了之后这些副作用一定会出现，只是有发生某些副作用的可能。您不必过于恐慌。

12. 怎样消除因使用激素而引起的副作用？

张阿姨：那激素的这些副作用如何消除呢？

英萍医生：病情控制好后尽早停药。对于会出现的副作用，进行预防性治疗和调养。

13. 干燥综合征如何正确地选择免疫抑制药与免疫增强药？

张阿姨：你刚才提到的治疗干燥综合征的免疫抑制药与免疫增强药如何使用呢？

英萍医生：干燥综合征的病情进展迅速者，应加用免疫抑制药。免疫抑制药，临床常用的免疫抑制药有环磷酰胺、硫唑嘌呤、甲氨蝶呤等。缓解后如需要维持治疗，应选择最小维持剂量。治疗期间应每周检查血常规，若白细胞总数低于 $4.0 \times 10^9/$ 升或

血小板低于 $100×10^9/$ 升，应停药观察。本病用糖皮质激素疗效不明显时可加用或改用免疫抑制药。环磷酰胺和硫唑嘌呤可单用或合用，可稳定病情，控制病情发展。羟氯喹和甲氨蝶呤合用可改善患者口眼干燥症状。免疫增强药，常用免疫增强药有胸腺素和干扰素等。胸腺素主要参与机体的细胞免疫，促使未成熟的淋巴细胞分化为具有免疫活性的 T 淋巴细胞，以增强机体免疫力。口服胸腺肽或干扰素可增加患者唾液的分泌。本病可使用胸腺素治疗，虽有一定疗效，但要达到治疗作用，常需治疗 2～3 个月，甚至更长时间。对病情进展迅速的病例，胸腺素并不能及时控制症状，而且具有一定的副作用，因此其对本病的疗效有待观察。

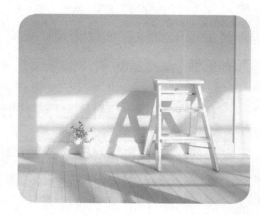

14. 怎样使用生物制剂治疗干燥综合征？

张阿姨：干燥综合征的生物制剂疗效如何啊？

英萍医生：生物制剂暂无肯定疗效。生物制剂具有良好的应用前景，目前有多项临床试验正在进行，对其安全性及有效性需长期观察与随访。应用于干燥综合征的生物制剂主要有肿瘤坏死因子（TNF-α）拮抗药、B 细胞为靶向的生物制剂。TNF-α拮抗药在临床已应用于类风湿关节炎、系统性红斑狼疮患者，鉴于干燥综合征与系统性红斑狼疮发病机制的相似性，TNF-α拮抗药有望应用于干燥综合征患者中，其疗效与安全性有待进

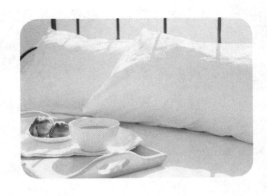

一步临床研究证实。B 细胞为靶向的生物制剂，近期临床应用的有抗 CD20 单克隆抗体、抗 CD22 单克隆抗体等。作用机制为通过补体介导的细胞毒作用、抗体依赖的细胞毒作用杀伤溶解 B 细

胞，介导 B 细胞凋亡，从而清除掉 B 细胞。目前临床有报道可将其用于干燥综合征的治疗，但需长期临床对照观察其安全性及有效性。

15. 怎样通过基因治疗方法治疗干燥综合征？

张阿姨：干燥综合征的基因治疗疗效如何啊？

英萍医生：有研究者使用基因芯片技术对干燥综合征患者的候选基因单核苷酸多态性进行检测，发现 HLA-DPB 1 的多态性与干燥综合征发病相关，并提出可进一步探索干燥综合征临床表型多样化与基因多态性之间的关系，从而使个体化基因治疗成为可能。

16. 干燥综合征的一般养护需要注意什么？

张阿姨：大夫，我平时应该注意些什么呢？

英萍医生：适当休息，保证充足的睡眠，避免过劳，戒烟酒，室内保持一定湿度，预防上呼吸道感染。

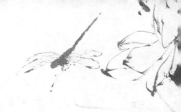

17. 如何做好干燥综合征的调护及预防？

张阿姨：我的这个病怎么样预防呢？

英萍医生：干燥综合征的护理目标为减轻局部干燥症状，减轻疼痛，减少痛苦，加强营养，提高机体抵抗力，并提供相关精神支持。具体护理措施包括注意饮食，对患者进行健康宣教，保持口眼部的清洁，保持皮肤湿润等。干燥综合征病程缓慢，取决于病变的累及范围及是否伴有其他疾病。预后相对较好，虽有多系统损害，但经适当治疗多可缓解。目前干燥综合征的病因虽未完全明确，但已有研究发现与疱疹病毒感染、遗传因素等有关。积极防治疱疹病毒感染，对预防干燥综合征发生有重要意义。

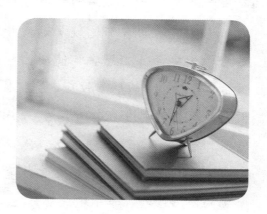

18. 干燥综合征的预后是怎样的？

张阿姨：我的这个病预后怎么样？

英萍医生：原发性干燥综合征患者预后良好。仅局限于外分泌腺体者，若无内脏受累，生存时间接近普通人群；有内脏损害者在经过适当治疗后，大多数可控制病情或达到缓解，但停止治疗时又可复发，治疗不及时者病情恶化；内脏损害若出现进行性肺纤维化、中枢神经病变、肾功能不全、恶性淋巴瘤者，预后差。本病死亡原因主要为肺动脉高压、肺间质纤维化、恶性淋巴增殖、中枢神经系统病变、肾功能衰竭等。

19. 干燥综合征的中西医结合治疗方法有哪些?

张阿姨:我的这个病是中医治疗好还是西医治疗好?

英萍医生:干燥综合征治疗注意中西医结合。西医治疗本病主要使用替代疗法与对症治疗,改善症状、控制和延缓因免疫反应而引起的组织器官损害及继发性感染。干燥综合征中西医治疗各有优势。西药的有效成分,治疗的方式途径、作用靶点,相比中药而言都比较明确,并且效果明显,所以目前多数确诊干燥综合征的患者均使用西药治疗。但是西药的副反应是毋庸置疑的,如胃肠道反应、肝脏损害、肾脏损害、骨髓抑制等,而且西药的使用没有中药灵活,所以应权衡利弊选用治疗方法。临床对于仅有口眼干燥症状或疾病的早期,尚未发生系统性损害或者不伴有高免疫球蛋白血症者,除了替代治疗,许多学者不赞同使用西药,单用中药疗效好。

中医治疗建立在辨证论治的基础上,其应用更具针对性、个体性。而且中药药食同源,不良反应较少,在可以不使用西医治疗的本病早期,我们就主张合理应用中药方剂,并且可以长期使用。若发生系统性损害或合并其他自身免疫病者,可在使用西药治疗的同时,配合中医的辨证论治,不但有助于改善症状,控制病情,巩固疗效,减少西药的用量,还可减轻糖皮质激素及免疫抑制药的

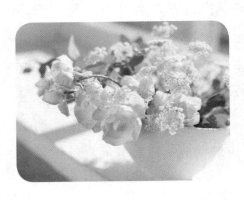

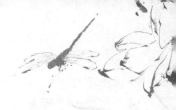

副作用。

目前中药的药理研究发现，忍冬藤、秦艽、苦参、虎杖、广郁金等中药具有抗炎和抑制免疫反应的作用。干燥综合征的腺体阻塞多因免疫复合物和血管炎引起，在选用沙参、石斛、枸杞子等生津药物的同时，可加用促进腺体分泌的药物，如生地黄、玄参、麦冬、生石膏、知母、枸杞子、芦根、白茅根等，同时配合抗炎和免疫抑制药物，如忍冬藤、苦参、虎杖等，从而起到综合治疗的作用。但是方药药味多，单味药成分也是多种多样，究竟是何种成分在治疗本病时发挥了举足轻重的作用尚未研究清楚，所以中药的作用方式、靶点也无从而知。另外，中医的辨证分型众口不一，没有统一标准，不易起到临床指导的作用。

目前，中西医结合治疗是我们临床治疗干燥综合征的研究方向，中医、西医各有优缺点，将它们结合，相互取长补短，可以提高干燥综合征的治疗效果，减少不良反应。治疗时应注意中西医各自发挥特色，互补为用。

第二讲　干燥综合征的中医治疗

1. 中医在治疗干燥综合征中的优势是什么？

张阿姨：大夫，中医治疗干燥综合征有什么优势？

英萍医生：阿姨，干燥综合征不仅可累及外分泌腺，还可累及全身多个系统，如呼吸道、消化道、肾脏、肌肉、关节、血管等均有可能累及，造成多种多样的临床表现，如关节炎、慢性萎缩性胃炎、肺纤维化、肺动脉高压、肾小管性酸中毒等。轻者影响生活质量，重者可危及生命。关键是早发现、早治疗。因干燥综合征属自身免疫性疾病，需应用糖皮质激素及免疫抑制药治疗，此类药物虽可控制病情，但长期应用副作用较大，且药物价格昂贵，大多数患者承担不起，且需检测多项指标，患者依从性差。

中医在治疗干燥综合征上有其自身的优势，通过辨证论治，对每个病人辨出相应的证型，因病治异，从本质上去除病邪，达到机体阴阳平衡，促进免疫系统恢复的作用。这种采用"同病异治""异病同治"的辨证治疗思路，进行全身调理，临床证实可减轻患者的症状，并减少并发症的发生。尤其对那些中老年同时患有多种疾病的患者，从长远看更有利于患者康复，同时多种方法可预防或治疗干燥综合征，如针灸、推拿、食疗、运动疗法等，可在一定程度上减轻患者口干、眼干及关节痛等症状，提高患者的生活质量，使患者对生活充满信心。

2. 干燥综合征中医诊断标准是什么？

张阿姨：大夫，干燥综合征的中医诊断标准是什么？

英萍医生：阿姨，中医范围内有学者从"燥毒证"方面做出对干燥综合征的诊断，从临床经验看与干燥综合征西医诊断标准相符合率较高。认识如下。

（1）主要表现：发病性别多为女性，年龄在40—50岁；体虚体质，大多数为阴虚燥热体质，少数病人也可为阳虚体质。具有典型的津液燥亏、失濡失养的症状：如眼干、口干、鼻干、鼻衄、咽干、皮肤干燥发硬、外阴干涩、性交疼痛分泌物少。不明原因反复不规则发热，烦躁，倦怠。有其他相关疾病如痹证的症状。舌脉表现：舌苔干红或红绛、绛紫，少苔或无苔，严重者镜面舌，舌体瘦薄，阳虚者可表现舌体胖大有齿痕，有裂纹，花斑舌，脉细无力，或沉，或细数，或紧涩。

（2）次要表现：起病隐匿，病程较长，口眼干燥关节疼痛症状发病超过半年；有反复外感病史、平素喜辛辣刺激燥热食物习惯；多发龋齿，肢端阵发性苍白青紫，反复出现瘰核、腮腺肿大等；有脏腑并发症相应症状：反复咳嗽咳痰，食少纳呆，吞咽困难、需用水送服，消瘦，尿多渴饮、饮水多无效，黄疸等；经辗转反复治疗效果不佳。

（3）有以上 3 条主要表现、3 条次要表现者，可诊断燥毒证；有 2 条主要表现、3 条次要表现者，可疑燥毒证。

3. 干燥综合征的中医治疗原则是什么？

张阿姨：大夫，干燥综合征的中医治疗原则是什么？

英萍医生：阿姨，干燥综合征以阴液不足为本，燥热、气滞、瘀血为标，阴虚、燥热、气滞、瘀血相互转化，相互影响，产生临床上的一系列干燥症状。而津液不足为本，治疗原则应以滋阴润燥为法。干燥综合征最终合并脏腑损伤包括肺、肾、肝、脾，则需滋肾水、养肺阴、养肝血，益脾气之法。病邪入经络关节皮肤，形成瘀血甲错、关节疼痛，同时需通络活血行滞。干燥综合征的主要病理机制是肾阴亏虚，肾水枯涸。因肾主一身之津液，口眼干燥，无泪无唾液等皆与肾阴亏虚关系密切，肾阴虚直接导致唾液腺、泪腺功能障碍，所以出现口干、眼干、鼻干等症状。

治疗的关键就在于滋阴润燥，通腺增液。

4. 干燥综合征辨证论治疗法有哪些?

张阿姨：大夫，干燥综合征的辨证治疗方法有哪些?

英萍医生：中医对干燥综合征治疗应遵循辨证论治的原则，因此可有多种分型论治，方药各不相同，笔者通过查阅总结各家临床经验，统计有如下辨证论治分型。

（1）燥邪犯肺证

主症：口鼻干燥，眼干少泪，牙龈肿痛，干咳无痰或痰少黏稠，难以咯出，常伴发热，周身酸楚，溲赤便结。舌干红，苔薄黄，脉细数。本证多见于干燥综合征早期。

治法：清燥润肺止咳。

方药：清燥救肺汤加减。咳而口干渴甚者，加玉竹、白芍、旋覆花（布包煎）；口干咽燥而疼痛者，加牛蒡子、玄参等；烦渴甚者，加玉竹、乌梅、石斛等；口苦而燥者，方中加沙参、枇杷叶；阴津过耗，口干甚者，加石斛、玉竹、沙参。

（2）阴虚津亏证

主症：口干咽燥，夜间尤甚，唇干燥裂，口干欲饮或饮不解渴；目干涩、少泪或无泪，视物昏蒙，头晕耳鸣，齿松易脱，鼻干，声音嘶哑，干咳少痰；或五心烦热，午后潮热。舌质红少苔或舌质红绛有裂纹，脉多弦细或细数。此型干燥综合征中较多见。

治法：生津增液，滋阴润燥。

方药：方用益胃汤合沙参麦冬汤加减。常用药物：麦冬、沙参、生地黄、玉竹、生石膏、石斛、女贞子、山茱萸、牡丹皮、墨旱莲、桑叶、贝母等。若口渴甚者，酌加葛根、天花粉以滋阴生津止渴；眼干明显者加枸杞子、菊花、鬼针草；伴见倦怠乏力、气短懒言者，乃气阴两虚，酌加太子参、制黄精、五味子气阴双补。

（3）阴虚燥热证

主症：眼干目涩，口咽干燥，面部炙热，唇红口干，易于溃破，舌干无津、无苔，舌质殷红，脉细小而数。

治法：清热凉血，养阴润燥。

方药：犀角地黄汤加减。常用药物：犀角（以水牛角代）、生地黄、牡丹皮、丹参、玄参、阿胶、龟甲、赤芍、生石膏、牛膝。大便干结者，加瓜蒌仁、火麻仁；口腔溃疡明显者，加金银花、连翘、人中白、蒲公英等。

（4）心脾两虚证

主症：面黄少华，头昏目涩，口干鼻干，疲乏无力，焦虑烦躁，失眠多梦，肌肤毛发枯燥，舌嫩红少津、苔少，脉细。

治法：滋阴润燥，养血安神。

方药：地梅四物汤合黄连阿胶汤。常用药物：当归、生熟地黄、炒白芍、炒酸枣仁、茯神、乌梅肉、阿胶（烊化）、胡黄连、黑芝麻。失眠严重者，加远志、合欢花、夜交藤；血虚明显者，加女贞子、墨旱莲、制何首乌。

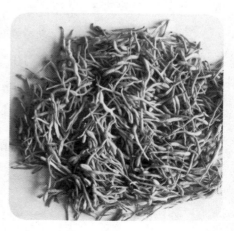

（5）肺胃津伤证

主症：口干少津，唇舌破溃，易患感冒或咽干口燥，干咳少痰，可伴发热、便秘，舌红苔薄质干，脉细数。

治法：清肺益胃，滋阴生津。

方药：沙参麦冬汤合竹叶石膏汤。胃热燥盛者，加生石膏（先煎）、知母；中脘痞满胁痛者，加枳实、半夏、陈皮、延胡索；恶心欲吐者，加紫苏梗（后下）、竹茹、旋覆花（布包煎）；大便燥结难下者，加瓜蒌、炒枳实、火麻仁。

（6）肝肾阴虚证

主症：眩晕耳鸣，口干目涩，视物模糊，腰膝酸软，形体瘦削，烦热盗汗，少寐多梦，舌红苔少或无苔，脉细数。

治法：滋补肝肾，养阴生津。

方药：明目地黄丸合大补阴丸。常用药物：枸杞子、菊花、当归、白芍、生熟地黄、黄芪、何首乌、桑葚、玄参、山药。眼干目涩明显者，加楮实子、女贞子、草决明；眩晕耳鸣较甚者，加石决明、钩藤。

（7）湿热郁遏，津液失调证

主症：口眼干燥，腮腺肿大，口苦口臭，口中黏腻不适，疲乏困倦，四肢沉重，关节疼痛肿胀。

治法：清湿热，养津液。

方药：三仁汤或藿朴夏苓汤加减。白通草、白蔻仁、竹叶、厚朴各4克，杏仁、半夏各10克，生薏苡仁、飞滑石各12克，水煎服，日1剂，分2次服。如湿热并重，可选用藿香、佩兰、苍术、连翘、秦艽、木瓜、海风藤；若病程迁延较长或久治无效，可适当增加紫苏梗、砂仁等以醒脾调气，升清降浊，以助化气祛湿。

（8）气血瘀阻证

主症：口干咽燥，眼干目涩，皮肤枯燥，肌肤甲错，可见结节红斑、皮疹，四肢关节疼痛或活动不利，舌质黯少津或有瘀点，脉细涩。

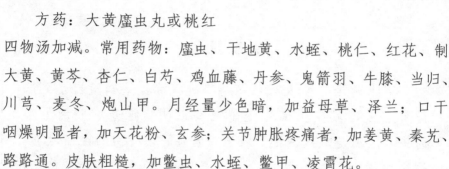

治法：益气活血，化痰祛瘀。

方药：大黄䗪虫丸或桃红四物汤加减。常用药物：䗪虫、干地黄、水蛭、桃仁、红花、制大黄、黄芩、杏仁、白芍、鸡血藤、丹参、鬼箭羽、牛膝、当归、川芎、麦冬、炮山甲。月经量少色暗，加益母草、泽兰；口干咽燥明显者，加天花粉、玄参；关节肿胀疼痛者，加姜黄、秦艽、路路通。皮肤粗糙，加鳖虫、水蛭、鳖甲、凌霄花。

（9）阳虚燥证

主症：口、眼、鼻、皮肤、阴部均干燥明显，大量饮水也不得缓解，其因口咽干燥进食吞咽不畅，神疲、气短、头晕、失眠、情绪烦躁易怒，有时胸口烦热、足冷明显、腰膝时冷痛、汗多、便秘，腹胀食后明显，观其面色晦暗、眼部白睛布满血丝、舌红胖大有齿痕，苔白厚腻，脉濡缓。

治疗：温阳敛火、益气归水方药：引火汤。加减如下：熟地黄 20 克，巴戟天 12 克，肉苁蓉 9 克，肉桂 3 克，黄连 5 克，麦冬 20 克，天冬 12 克，五味子 6 克，白芍 20 克，苍术 12 克，白术 20 克，露蜂房 6 克，葛根 20 克，干荷叶 9 克，砂仁 9 克，土茯苓 20 克，汉防己 20 克，水煎服，日一剂。

（10）气阴两虚证

主症：面色无华，气短自汗，动则气急，腰膝酸软，口干欲饮，大便干或溏，胃呆纳差，舌淡胖，舌边有齿痕、尖红，少苔或苔白，脉细数无力。

治法：益气健脾，滋肺补肾。

方药：补肺汤合生脉散、六味地黄汤加减。生、熟地黄各12克，炒党参15克，当归9克，黄芪12克，怀山药9克，白术9克，白芍9克，炙甘草6克，制首乌9克，五味子10克。

专家提示

以上辨证分型大家可能越看越糊涂，不知道自己到底是什么型，其实大部分还是主要以阴虚燥热、阴液亏虚为主，区别是疾病深浅、表里、虚实。病情初期存在燥邪，病情缠绵、体虚者，可能会合并气阴皆虚，甚至阳虚。总之，用药注意滋而不腻，顾护脾胃，不要轻易用温热类药物，在疾病过程中证型也会发生变化，要随症加减。

5. 缓解干燥综合征口干、眼干的中药有哪些？

张阿姨：大夫，哪些中药可以缓解我的口干、眼干的症状？

英萍医生：阿姨，缓解口干和眼干的中药有以下几种。

（1）枸杞子：此药家中常备，大家经常泡水喝，菜肴里也会出现作为辅料，用起来方便。

味甘性平；归肝、肾、肺经。功效：养肝、滋肾、润肺。现代药理研究可提高机体免疫力，还有保肝作用。用于干燥综合征肝阴虚、目失濡养而导致的眼干涩。

（2）菊花：具有疏风、
清热、明目、解毒之功效。主
要治疗目赤、疔疮、肿毒等症。
现代药理研究表明，菊花具有
抗菌、抗病毒、抗炎、抗衰老
等多种药理活性。治疗干燥综
合征燥毒热盛者。

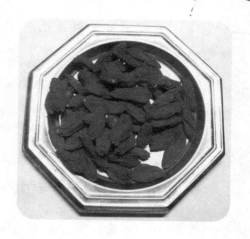

（3）生地黄：味甘苦，
性凉。归心、肝、肾经。具有清热生津、滋阴养血之功效。适
用于干燥综合征燥热伤津耗血所致的口干、消渴。

（4）石斛：性微寒；味甘。归胃、肾经。具有益胃生津、
滋阴清热之功效。用于阴伤津亏，口干烦渴，食少干呕，目暗不明。

（5）玉竹：味甘，性平。归肺、胃经。具有滋阴润肺、养胃
生津之功效。主治燥咳；劳嗽；热病阴液耗伤之咽干口渴；内热消
渴；筋脉挛痛。适用于干燥综合征肺胃阴伤燥热证。

（6）乌梅：味酸、涩，性平。归经：归肝、脾、肺、大肠经。
具有敛肺、涩肠、生津、安蛔之功效。用于肺虚久咳；虚热烦渴；
适用于干燥综合征肺肾两虚证。

（7）女贞子：味甘、苦，性凉。归肝，肾经。具有补肝肾阴、
乌须明目之功效。适用于干燥综合征肝肾阴虚证。

（8）麦冬：味甘、微苦，性微寒。归心、肺、胃经。具有
养阴生津、润肺清心之功效。用于肺燥干咳，阴虚痨嗽，喉痹咽痛，
津伤口渴，内热消渴，心烦失眠，肠燥便秘。适用于干燥综合
征燥热阴伤证。

（9）天花粉：味甘、微苦，性微寒。归肺、胃经。具有清

热生津、清肺润燥、解毒消肿排毒之功效。用于干燥综合征热病津伤、燥毒胜者。

（10）知母。味苦、甘，性寒。归肺、胃、肾经。具有清热泻火、生津润燥之功效。用于外感热病，高热烦渴，肺热燥咳，骨蒸潮热，内热消渴，肠燥便秘。

6. 缓解干燥综合征关节痛的中药有哪些？

张阿姨：大夫，哪些中药可以缓解我的关节痛的症状？

英萍医生：阿姨，缓解关节痛的中药有以下几种。

（1）桂枝：味辛、甘、性温。归入膀胱、心、肺经。具有发汗解肌、温通经脉、助阳化气、平冲降气之功效。用于风寒感冒，脘腹冷痛，血寒经闭，关节痹痛。

（2）白芍：味苦酸，性凉，微寒，具有补血柔肝、平肝止痛、敛阴收汗等功效，适用于阴虚发热、四肢挛急。

（3）当归：味甘、辛、苦、性温。归肝、心、脾经。具有补血、活血、调经止痛、润燥滑肠之功效。主治血虚诸证、痿痹、肌肤麻木、跌仆损伤。

（4）桃仁：味苦，甘而性平。归心、肝、大肠。具有活血化瘀功效，用于干燥综合征血瘀痹证。

（5）红花：性温，味辛。具有活血通经、散瘀止痛之功效。常与桃仁合用活血、止痛。

（6）秦艽：味辛、苦，性微寒。归胃经、肝经、胆经。具有祛风湿、舒筋络、清虚热

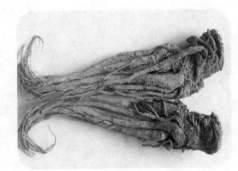

之功效。用于风湿痹痛，筋脉拘挛，骨节酸痛。

（7）独活：味辛、苦，性微温。归肝、肾、膀胱经。具有祛风胜湿、散寒止痛之功效。用于风寒湿痹、腰膝疼痛。

（8）桑寄生：味苦、甘，性平。归肝、肾经。具有补肝肾、强筋骨、祛风湿之功效。主治腰膝酸痛、筋骨痿弱、肢体偏枯、风湿痹痛。

（9）海风藤：味辛、苦，性微温。归肝经。具有祛风湿、通经络、止痹痛之功效。用于风寒湿痹、肢节疼痛、筋脉拘挛、屈伸不利。

7. 如何治疗干燥综合征伴呼吸系统疾病表现？

张阿姨：大夫，干燥综合征患者伴有呼吸系统疾病的可以用什么中药？

英萍医生：阿姨，治疗干燥综合征伴有呼吸系统疾病有以下中药。

（1）半夏：味辛，性温。有毒。归脾、胃、肺经。具有燥湿化痰、降逆止呕、消痞散结之功效。治湿痰冷饮，咳喘痰多，胸膈胀满，外消痈肿。

（2）竹茹：性微寒，味甘。归肺、胃经。具有清热止呕、涤痰开郁之功效。用于痰热郁结有热痰、心烦意乱、烦闷不宁者。

（3）蛤蚧：味咸，性平。归肺、肾经。具有益肾补肺、定喘止嗽之功效。主治肺肾两虚气喘咳嗽，虚劳咳嗽，咯血。

（4）五味子：性温，味酸、甘。归肺、心、肾经。具有敛肺滋肾、生津收汗之功效。治肺虚喘咳，口干作渴。

（5）太子参：味甘，微苦，性微温。归心、脾、肺三经。

具有补益脾肺、益气生津之功效。治肺虚咳嗽，心悸，怔忡，水肿，消渴，精神疲乏。

（6）紫菀：味辛、苦，性温。归肺经。具有润肺下气、化痰止咳之功效。主治咳嗽、肺虚劳嗽、肺痿肺痈、咳吐脓血；用于痰多喘咳，新久咳嗽，劳嗽咯血。

（7）款冬花：味辛，性温。归肺经。具有化痰止咳之功效。有镇咳下气、润肺祛痰的功能。主治咳嗽，气喘，肺痿，咳吐痰血等症。

（8）地骨皮：性寒，味甘。具有凉血除蒸、清肺降火之功效。用于阴虚潮热、骨蒸盗汗、肺热咳嗽、咯血、衄血及内热消渴。

8. 治疗干燥综合征伴肝损害的中药有哪些?

张阿姨：大夫，干燥综合征患者伴有肝损害的可以用什么中药？

英萍医生：阿姨，治疗干燥综合征伴有肝损害有以下中药。

（1）黄柏：味苦，性寒。归肾、膀胱、大肠经。功能：清热解毒、清热燥湿。主治：黄疸、骨蒸劳热、盗汗及口舌生疮，目赤肿痛。适用于干燥综合征燥热内盛者。

（2）柴胡：性微寒，味苦、辛；归肝、胆经。具有疏肝利胆、

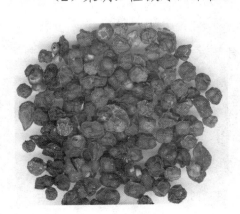

疏气解郁、散火之功效。可透表泄热，疏肝解郁，升举阳气。主治肝郁气滞，胸肋胀痛，脱肛，子宫脱落，月经不调。

（3）鳖甲：味咸，微寒。归肝、肾经。可滋阴潜阳，软坚散结，退热除蒸。用于阴虚

发热，劳热骨蒸，虚风内动，经闭，癥瘕。

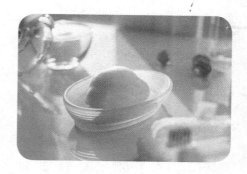

（4）玄参：味甘、苦、咸，性微寒。归肺、胃、肾经。清热凉血，泻火解毒，滋阴。主治温邪入营，内陷心包，温毒发斑，热病伤阴，舌绛烦渴，津伤便秘，骨蒸劳嗽，目赤，咽痛，瘰疬，白喉，痈肿疮毒。

（5）山茱萸：味酸、涩，性微温。归肝、肾经。具有补益肝肾、收敛固涩、生津止渴之功效。主治腰膝酸痛、头晕耳鸣、健忘、遗精滑精，崩漏带下月经不调，大汗虚脱，内热消渴。

（6）山栀子：味苦，性寒。入心、肝、肺、胃经。可清热泻火凉血。治热病虚烦不眠，黄疸，淋病，消渴，目赤，咽痛，吐血，衄血，血痢，尿血，热毒疮疡，扭伤肿痛。

（7）紫草：性寒，味甘、咸。归心、肝经。具有凉血、活血、解毒透疹之功效。用于血热毒盛、斑疹紫黑、麻疹不透、疮疡、湿疹、水火烫伤。可清热凉血，用于麻疹、热病斑疹、湿疹、尿血、血淋、血痢、疮疡、丹毒、烧伤、热结便秘。

（8）黄芩：味苦，性寒。归肺、胆、脾、大肠、小肠经。可清热燥湿，泻火解毒。用于湿温、暑温，胸闷呕恶，湿热痞满，泻痢，黄疸，肺热咳嗽，高热烦渴，血热吐衄，痈肿疮毒。

（9）茵陈：味苦、辛，性微寒。归脾、胃、肝、胆经。可清热利湿，退黄。主治黄疸、小便不利、湿疮瘙痒。

9. 治疗干燥综合征伴肾损害的中药有哪些？

张阿姨：大夫，干燥综合征患者伴有肾损害的可以用什么中药?

　　英萍医生：阿姨，治疗干燥综合征伴有肾损害有以下中药。

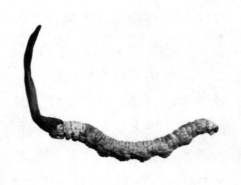

　　（1）冬虫夏草：味甘，性温。具有补肺益肾、化痰止咳之功效。可用于久咳虚喘，具有调节免疫的功效。

　　（2）滑石：味甘、淡，性寒。归膀胱、肺、胃经。具有利尿通淋、清热解暑、祛湿敛疮之功效。用于干燥综合征合并肾损害、发热、尿少等。

　　（3）杜仲：味甘微辛，性温。入肝、肾经。具有降血压、补肝肾、强筋骨、安胎气之功效。现代研究表明其具有抗肿瘤的功效。

　　（4）菟丝子：味辛、甘，性微温。归肝、肾、脾经；气和性缓，能浮能沉。具有补肾益精、养肝明目、健脾固胎之功效。主治腰痛耳鸣，阳痿遗精，消渴，不育，遗尿失禁，淋浊带下，头目昏暗，食少泄泻，胎动不安。用于干燥综合征肾虚匮乏不孕及月经不调等。

　　（5）补骨脂：味辛、苦，性温。归心包、脾、胃、肾经。具有补肾助阳、纳气平喘、温脾止泻之功效。主肾阳不足，下元虚冷，腰膝冷痛，阳痿遗精，尿频，遗尿，肾不纳气，虚喘不止，脾肾两虚，大便久泻。用于干燥综合征久病肝肾阴虚或阴阳两虚者。

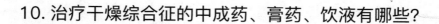

10. 治疗干燥综合征的中成药、膏药、饮液有哪些?

张阿姨:大夫,治疗干燥综合征的中成药、膏药、饮液有哪些?

英萍医生:阿姨,治疗干燥综合征有以下中成药、膏药和饮液。

因中药汤药煎制过程烦琐,加上现代人生活节奏紧张,不方便熬药,为了给患者带来方便,同时药物能更长久储存,中医研制出中成药、膏药、丸药、饮液等,经相关搜索现将治疗干燥综合征的方药粗略总结如下。

(1)雷公藤多苷片:每次 10 毫克,每日 3 次,1 个月为 1 个疗程。有清热解毒、祛风利湿、消肿止痛、活血化瘀之功,用于干燥综合征各型。

(2)杞菊地黄丸:每次 6 克,每日 2 次。用于缓解干燥综合征眼干、眼涩、视物模糊者。

(3)升白安片:主要成分为盐酸小檗碱。口服,每日 4 片,每日 3 次,可升高白细胞,增强机体免疫力,治疗干燥综合征伴白细胞减少症。

(4)百令胶囊:为发酵虫草菌菌体干粉。口服,每次 5～10 粒,每日 3 次。可补肺肾,益精气,治疗干燥综合征肺肾两虚型。

(5)贞芪扶正冲剂:成分为黄芪、女贞子。冲剂,口服每日 2 次,每次 1 袋,开水冲服。可益气养阴,提高机体免疫力。用于干燥综合征气阴两虚证。

(6)桑枝膏:嫩桑枝制成膏剂,每次 15 克,每日 2～3 次,空腹开水冲服。有祛风、活络、通痹之功,用于干燥综合征有关节疼痛者。

（7）旱莲膏：墨旱莲3000克，用泉水煮3次，将3煎液合并，文火煎熬成膏，每服1匙，早晚白开水调下。有益肾滋阴的作用，用于干燥综合征肝肾不足、腰膝酸软者。

（8）生脉饮口服液：每次10毫升，每日2次。用于治疗干燥综合征气阴两虚者，调节体虚，增强免疫力。

11. 如何应用"药食同源"治疗干燥综合征？

张阿姨：大夫，什么是"药食同源"？

英萍医生：阿姨，我们知道中药多属于天然药物，包括植物、动物和矿物质。而可供人类饮食的食物，同样来源于自然界的动物、植物及部分矿物质。因此，中药和食物的来源是相同的，像菊花、赤小豆、山楂、核桃、杏仁等，它们既属于中药，有良好的治病疗效，又是大家经常吃的富有营养的可口食物。知道了中药和饮食物的来源和作用及两者之间的密切关系，我们就不难理解药食同源的说法了。以下是药食同源的示例。

（1）菊花粥：菊花50克煎汤，再与粳米100克同煮粥，具有清暑热、散风热、清肝火、明眼目的作用，对风热感冒、咽燥、目赤肿痛有一定疗效。

（2）木耳粥：将白木耳5～10克泡发，加粳米100克，大枣3～5枚同煮粥。白木耳味甘，性平，有滋阴润肺、养胃生津的作用，可用于干燥综

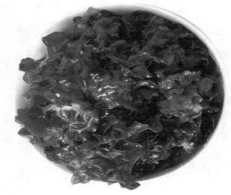

合征口干、肺部病变者。

（3）菊花罗汉果饮：取白菊花9克，罗汉果1只，将两药放茶杯中，以沸水冲泡代茶饮。每日1服，不拘频次，可润肺明目。

（4）红花山楂糕：红花15克，山楂500克，冰糖500克，将红花煮汤取汁，加入去核山楂与冰糖，煮烂，冷却后凝结成块，即可食用，可活血生津。

（5）麦冬粥：用麦冬20～30克，煎汤取汁，再以粳米100克煮粥，待半熟，加入麦冬汁和冰糖各适量同煮。麦冬可养阴生津，对肺燥、干咳、少痰等症效果较好。

（6）芝麻粥：将黑芝麻适量淘洗干净，晒干后炒熟研碎，每次取30克，同粳米100克煮粥，芝麻可润五脏、补虚气。

（7）沙参藕粉：藕粉两匙，冰糖5克，沙参10克，麦冬10克，桑叶10克，生地黄5克。先将沙参、麦冬等药材煎煮30分钟，取过滤液，放入冰糖与藕粉调成稀糊状食用。

（8）枸杞炖银耳：枸杞子5克，银耳10克，杭菊3克，冰糖100克，鸡蛋少许。先将银耳用热水泡涨，洗净，与枸杞、杭菊待用。砂锅内放入清汤，旺火烧沸，打入蛋清，放入冰糖，再放入银耳和枸杞，稍炖后撒入杭菊即可食用。

（9）百合梨汤：大雪花梨1个，百合10克，麦冬10克，胖大海5枚。将梨洗净切成菱形块，与3味药同煮，待梨八成熟时放入适量冰糖，取汤食用。

12. 针灸在治疗干燥综合征的哪些方面有优势?

张阿姨：大夫，针灸在治疗干燥综合征有哪些优势?

英萍医生：阿姨，针灸在减轻干燥综合征症状方面起到一定的作用，可有效减轻干燥综合征所致的关节痛，腮腺肿大，发热，胃肠道症状，眼干眼涩眼疲劳，肌肉萎缩无力，尿崩症等。但血小板减少及凝血功能障碍者慎用。

（1）口眼干燥：针刺选曲泽、大陵、三间、少商、承浆、完骨、外关、中渚、翳风、颊车、四白、肝俞、肾俞、金津、玉液、廉泉、迎香等穴，每次 3～5 穴，平补平泻，留针 15 分钟。

（2）腮腺肿大：针刺太冲、颊车、阳陵泉、中渚、曲池、内庭。

（3）关节疼痛：主穴：手三里、足三里、内关、三阴交、阴陵泉。上肢疼痛：加外关、合谷、肩俞。下肢疼痛：加阳陵泉、环跳、委中、昆仑。

（4）腹胀、食欲不振：中脘、天枢、脾俞、胃俞、足三里。

（5）经少经闭：血海、气海、关元、三阴交、中极，可针灸并用。

13. 外用中药是否可以提高疗效?

张阿姨：大夫，外用中药可以提高治疗干燥综合征的疗效吗?

英萍医生：阿姨，经各家临床经验总结，加用外洗外用中药可有效减轻干燥综合征关节疼痛、皮肤、口唇、眼目干燥症状，同时对合并风湿性关节炎患者效果更好，使药物经身体皮肤各间隙浸入，起到温经散邪、活血通络等功效，临床可尝试应用。

（1）浸洗方：水蛭 30 克，土鳖虫、桃仁、苏木、红花、血竭、乳香、没药各 10 克，川牛膝、附子各 15 克，桂枝 20 克，地龙 30 克，生甘草 45 克，水煎取液，倒入木桶内沐浴，每日 1～2 次，每日 1 剂。有活血通络之功，用于干燥综合征瘀血阻络型。

（2）解痉止痛散：川乌、草乌、细辛、三棱各 25 克，透骨草、肉桂、红花、苏木、桃仁各 50 克。上药粉碎为末，煎汤先熏后洗，每次 20 分钟，每日 1 剂，每日 1 次，10～15 天为 1 个疗程。有温经散寒、活血通络之功，用于干燥综合征指端青紫者。

（3）眼部熏洗处方：谷精草 15 克，菊花 15 克，石斛 10 克，玄参 20 克，金银花 15 克，将以上中药放入容器中，放入 100 毫升水，浸泡半小时后煮沸，文火再煎 20 分钟，澄出药汁，放入小容器内，可以用药汁的蒸汽熏蒸眼部。同时，可以用消毒纱布浸蘸药汁放在眼部热敷。

（4）口腔溃疡散：主要成分：青黛、白矾、冰片。散剂外用，以消毒棉签蘸药粉涂口腔患处，每日 2～3 次。可清热解毒，促进溃疡愈合，止痛。用于干燥综合征热毒内盛口腔糜烂破溃者。

14. 怎样通过中医怡情治疗方法治疗伴有精神抑郁的干燥综合征？

张阿姨：大夫，什么是干燥综合征伴精神抑郁的中医怡情治疗方法？

英萍医生：阿姨，干燥综合征病情缠绵难愈，患者不免心理上出现紧张、焦虑、睡眠障碍，同时患者口服激素药物出现形体上的改变，导致身心均受到影响，感觉自己被完全改变了，完全无法操控自己，久而久之，在心理上找不到出口，无法摆脱病痛的折磨，陷入抑郁症的边缘。此时，我们要从内心寻找病因，让患者重拾信心，给予鼓励与帮助，在心理辅导的同时，调节患者睡眠，可给予合欢花、百合花装入香囊助睡眠。同时肝气郁结者，月经不调，可口服逍遥丸治疗。心脾两虚者，可口服归脾丸治疗。精神恍惚，心神不宁者，可予小麦、大枣、炙甘草、酸枣仁、茯神煎汤饮用。总之，治疗为本，心理调适对病情发展也很重要，临床要引起注意。

15. 中医治疗干燥综合征应注意什么？

张阿姨：大夫，中医治疗干燥综合征应注意什么？

英萍医生：阿姨，从临床经验总结，中医治疗干燥综合征需注意各类中药的使用及方药的君臣佐使，药物的性质，虚实、寒热、表里均要顾及。

（1）本病治疗虽以滋阴润燥、生津增液为主，但仍需进行有效的辨证，佐以祛风通络、活血化瘀、健脾和胃、祛风化痰等药物。滋阴之品虽对本病有好处，但不可过量使用，因其多重浊黏腻，多用、久用均可妨碍脾胃之气，所以应时时顾护胃气。

（2）虚可生燥，燥久可生滞、生淤，故滋阴生津的同时，亦应注重化滞、散瘀、祛除标实的一面。可使瘀去血活，气机调畅，津液畅达。

（3）活血化瘀之味，亦当用甘寒或苦微寒、辛苦温之丹参、莪术、赤芍、丹皮、丝瓜络等。若用温热之当归、川芎、红花、鸡血藤等之类，其用量宜小，以免阴液未复而再损伤。大苦大寒之品，如非实热，宜慎用、少用，因苦能化燥之故。燥证，最重补血通络活血，以通为补，是针对腺体闭塞而设立。此种闭塞基本病理改变为炎症增生，治以解毒化瘀。常重用白花蛇舌草、肿节风、忍冬藤、鸡血藤；瘀久必有热毒，应用些苦寒清瘀毒之药，如黄连、栀子、黄柏、知母、板蓝根。

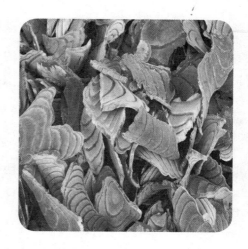

（4）风药宜用甘辛平、甘辛寒或辛苦平、辛苦微温之品，此为风药中之润剂，既无伤阴之弊，又符合"辛以润之"的经旨。如丝瓜络、忍冬藤、络石藤、豨莶草、桑枝、海桐皮、防风、青风藤、海风藤、天仙藤、伸筋草等，均有疏经活络、宣痹止痛之功。

（5）本病后期，多阴损及阳，形成气阴两虚、阴阳两虚、正气不足之证。当此之时，治宜益气养阴，阴阳并调，大补气血，扶正祛邪。若筋脉失荣，精亏髓空，骨、关节变形者，则养血荣筋，填精益髓，温阳壮督，甚至虫蚁搜剔等法均可用之。总之，治疗方法要灵活达变，不可拘泥。

（6）我们在注重人体阴气凉润、抑制、沉降作用的同时，须意识到只有阳气才是动力之本，没有阳气的温煦、气化、升发等作用，津液怎能够在化生代谢过程中顺利凉润全身，因此温阳和滋阴结合配伍很有必要性。

16. 如何借助西医治疗方法辅助中医药治疗干燥综合征？

张阿姨：大夫，中医药治疗干燥综合征是万能的吗？

英萍医生：阿姨，干燥综合征目前尚无根治方法，中医在治疗慢性病方面确实有其卓越的优势。在中医的概念里，并不是同一个病都需要用同一个方，而是根据个体差异选方用药，加减调试，能更好地从根本上调节病情，但当疾病发展到末期，中医药物治疗就显得无力了，这也是中医药治疗的揪心之痛。所以在现代医学发展的今天，西医仍处在前沿区域，虽然治疗干燥综合征西医主要采取措施改善症状，控制和延缓因免疫反应而引起的组织器官损害的进展及继发性感染，但将西医与中医一起运用到临床上可增加协同治疗的效果，中医药减少西医激素及免疫抑制药的副作用，西药对快速缓解病人症状至关重要。所以中西医治疗各有利弊，有效的结合对患者有益无损。

17. 中医在临床治疗干燥综合征的成效到底如何？

张阿姨：大夫，中医在治疗干燥综合征有成效吗？

英萍医生：阿姨，干燥综合征临床表现大多起病隐匿，进展缓慢，早期以局部口眼干燥症状为主，脏腑症状表现轻；病至后期，可伴出现肺间质纤维化、间质性肾病等多脏器受累，导致五脏气精两伤；阳气受损后则致使肺不能宣发通调、脾不能运化、肾不能蒸

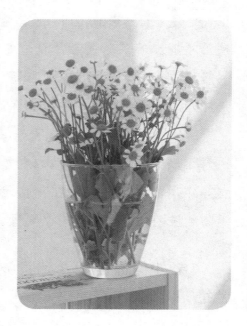

腾及肝不能疏泄等，从而致使正虚邪恋，缠绵难愈。正是这样，

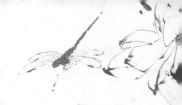

中医在治疗慢性病方面才显示了其长远疗效。

经临床实践观察，如患者依从性好者，经辨证论证调整用药后，患者大多可有症状减轻，并提高生活质量，同时经后期调养，患者缓解期持续时间一般可明显延长。但仍需根据患者个人病情，如轻症者缓解可能性大，但多脏器功能衰竭者中医也束手无策。所以，早发现早治疗对本病很重要，中医早就提出未病先防的理念，平素大家应养成良好的生活起居饮食等习惯，保持积极乐观的态度，适当运动，达到人体的阴阳平衡。在疾病初发时，应及早就医，积极治疗，相信在医学不断发展的未来干燥综合征是可以被战胜的。

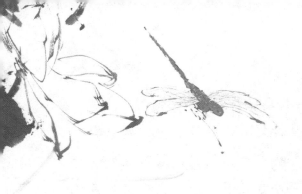

第3章　干燥综合征的调养与康复

中医诊室

　　患者王某，女，42岁，2005年4月10日初诊。主诉"口眼干燥伴四肢关节疼痛2年，加重2个月。"患者眼干、无泪，口干，牙齿断裂，四肢皮肤红斑结节，时隐时现，舌质红，苔薄，脉弦细。查抗SSA+，SSB+。诊断：干燥综合征，中医证型为：脾肾阴虚，阴津亏耗，脉络痹阻。治宜滋养脾肾，蠲痹通络。药用生地黄、蒲公英各30克，川石斛、枸杞子、赤芍、白芍、僵蚕各15克，麦冬12克，穿山龙40克，蜂房10克，鹿衔草20克，甘草6克，14剂。每日一剂，早晚分服。服药后患者口干眼干症状好转，但仍有关节疼痛，舌质红，苔薄腻，脉弦细。考虑脾胃阴津渐复，络脉未通，佐益肾通络之品。前方加淫羊藿15克，炒延胡索20克。再服14剂后口眼干燥明显好转，但关节疼痛缓解不明显，给予前方服用2个月后，病情好转。

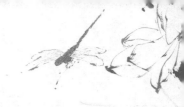

第一讲　中医药疗法

1. 何谓阴虚？

王阿姨：大夫，什么是阴虚？

英萍医生：阿姨，阴虚是指机体的精、血、津液等阴液亏耗，其滋养、濡润的作用减退。

由于阴虚，阴不制阳，导致阳相对亢盛，出现阴虚火旺的病理状态。

2. 阴虚的症状有哪些？

王阿姨：大夫，阴虚的症状有哪些？

英萍医生：阿姨，五脏均可出现阴虚，但一般以肺、肝、肾及胃、大肠阴虚为主，肾阴为阴液之本，肾阴虚在阴虚病机中占重要地位。阴虚还可分为阴虚火旺，症见咽干疼痛、牙龈红肿、颧红、咯血等。阴虚阳亢症见眩晕耳鸣、肢体麻木，阴虚内热，症见低热、盗汗、口干、舌红、少苔、脉细数。

3. 阴虚在干燥综合征的发病有什么意义？

王阿姨：大夫，阴虚在干燥综合征的发病有什么意义？

英萍医生：阿姨，干燥综合征出现口眼干燥、舌燥少苔、唾液、泪液分泌减少等症状，均为典型的阴虚征象。因此阴虚为本，燥盛为标，阴虚则口眼失去津液濡润，阴虚在干燥综合征中占重要地位，因此临床常用滋阴药物。

4. 临床上治疗干燥综合征的常用滋阴中药有哪些?

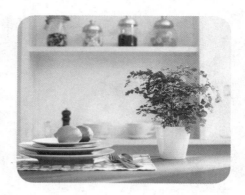

王阿姨: 大夫, 治疗干燥综合征常用的滋阴药物有哪些?

英萍医生: 阿姨, 治疗干燥综合征的滋阴药物很多, 我简单举如下几个例子。

(1) 黄精: 性平, 味甘。有毒。归脾、肺、肾经, 有补脾益气、润肺滋阴功效。临床用于干燥综合征气阴两虚证, 见气短、神疲、口干渴。同时其具有免疫调节的作用。

(2) 石斛: 味甘, 性微寒, 归脾、胃经。具有益胃生津、滋阴清热之功。适用于干燥综合征阴虚证, 见口干口渴, 饮食减少, 视物昏花等。

(3) 麦冬: 具有滋阴增液之效, 是增液汤的重要成分, 有许多名家应用此方加减治疗干燥综合征。麦冬具有润肺养阴、益胃生津、清心除烦功效。用于干燥综合征脾胃阴虚较甚者。

5. 何谓血瘀?

王阿姨: 大夫, 什么是血瘀?

英萍医生: 阿姨, 血瘀是由于血液运行不畅而阻滞于脉中或溢于脉外凝聚于某一局部而形成的一种病理产物。其产生后可出现疼痛、肿块、出血、肌肤甲错、唇甲青紫, 脉涩, 舌暗紫或有瘀血、瘀斑。

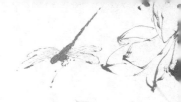

6. 血瘀在干燥综合征发病的意义是什么？

王阿姨：大夫，血瘀在干燥综合征的发病有什么意义？

英萍医生：阿姨，气虚、气滞、阳虚、寒凝、血热搏结等均可导致血行不畅而凝滞于脉中。干燥综合征后期出现气阴两虚，常会出现血瘀证，这时佐以活血化瘀药物，在疼痛及月经不调的患者中起重要作用。

7. 为什么干燥综合征会出现关节疼痛？

王阿姨：大夫，干燥综合征会出现关节疼痛吗？

英萍医生：阿姨，干燥综合征患者大多数有关节疼痛，有时合并风湿性关节炎。中医学认为不通则痛，干燥综合征阴虚燥热，或脾肾阳虚，或瘀血内阻，或脾肾阴虚，均可导致津液亏乏、血行不畅、气滞血瘀，关节失去濡养，外邪侵袭而疼痛。

8. 干燥综合征关节疼痛如何辨证？

王阿姨：大夫，干燥综合征出现关节疼痛应该怎么样进行辨证？

英萍医生：阿姨，中医有痹证，有人将干燥综合征关节疼痛称之为顽痹，临床上辨证分型有邪气痹阻、停痰留瘀、肝肾亏虚。治疗以疏风蠲痹、祛痰化瘀、补益肝肾为主。代表方药为桂枝芍药知母汤、蠲痹汤、身痛逐淤汤、独活寄生汤。

9. 何谓津液？

王阿姨：大夫，什么是津液？

英萍医生：阿姨，津液是人体正常水液的总称，包括正常体液和正常分泌物，如胃液、肠液、唾液、关节液等，除血液之外，其他所有正常水液均属津液范畴。津液广泛存在脏腑、形体、官窍等器官组织之内和组织之间，起到滋润濡养的作用。津能载气，津液又是化生血液的物质基础之一。

10. 造成津液亏虚的原因有哪些？

王阿姨：大夫，造成津液亏虚的原因有哪些？

英萍医生：阿姨，津液亏虚是指体内津液不足，脏腑、组织、官窍失去津液的滋润濡养和充盈所表现的证候。气虚、血瘀、阴虚、气滞、血热均可导致津液不足，加上外邪侵袭及饮食辛辣燥热等致病。

11. 干燥综合征是否也可以出现阳虚？

王阿姨：大夫，干燥综合征可以出现阳虚吗？

英萍医生：阿姨，干燥综合征并不是所有的患者都一派阴虚症候，阴虚日久可损及阳，出现阳虚，阳气虚则升发、温煦的作用减弱，导致津液运行失常。因此，临床上要辨证准确，思维灵活，审证用方，多方位考虑。

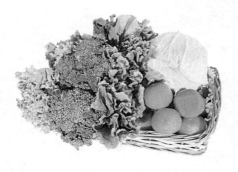

12. 干燥综合征是否都应避免温热药？

王阿姨：大夫，干燥综合征的患者都应该避免温热药吗？

英萍医生：阿姨，一般干燥综合征治疗以甘寒药物为主，但临床上并非绝对，如患者出现阳虚寒证，此时应加用温热药物，但避免大热，给予比较温和之药，使阳气蒸腾，气血津液化生运行得畅。常用方药有四君子汤、七味白术散。

13. 什么时候应用清热解毒药物？

王阿姨：大夫，什么时候应该用清热解毒药物？

英萍医生：阿姨，干燥综合征病久可出现燥毒症，出现燥邪猖獗，邪盛成毒，毒积化热，热极生风，火盛益燥，互相影响。出现发热，口干舌燥，目涩少泪，唇燥起皱，肌肤甲错，目赤，灼热喜冷等，一派燥热毒邪炽盛的表现，这时就应清热解毒，养阴护络，以清促滋。

14. 什么时候应用活血化瘀药物？

王阿姨：大夫，什么时候应该用活血化瘀药物？

英萍医生：阿姨，经络是津液运输的通道，当经络瘀滞，瘀血痹阻时，津不能随血而传送，津液的输布失常，不能运送津液到诸窍，使其失去濡养，此时不能单纯养阴润燥，应给予活血化瘀治疗，淤去络通，津液方得布散。代表药物如赤芍、桃仁、红花等。

15. 肝、脾、肾三脏在干燥综合征中的位置重要吗？

王阿姨：大夫，肝、脾、肾三脏在干燥综合征中的位置重要吗？

英萍医生：阿姨，干燥综合征患者津液亏虚，而津液源于饮食，通过脾胃、小肠、大肠消化吸收饮食中的水分和营养而生成。津液的输布主要依靠脾、肺、肾、肝、心和三焦脏腑生理功能的综合作用而完成。但肝、脾、肾在津液的输布和生成方面起着重要的作用，所以肝、脾、肾在干燥综合征中的位置也十分重要，临床有肝肾阴虚、脾肾阳虚等证候。

16. 滋阴润燥为治疗干燥综合征的治疗大法吗？

王阿姨：大夫，滋阴润燥为治疗干燥综合征的治疗大法吗？

英萍医生：阿姨，滋阴润燥适用于阴津亏损、燥象丛生者，是治疗干燥综合征的基本法则。

17. 临床上伴关节疼痛常用什么药物？

王阿姨：大夫，治疗干燥综合征伴有关节疼痛的药物有哪些？

英萍医生：阿姨，可以用以下几种药物：鬼箭羽、丹参、桃仁、水蛭、赤芍、威灵仙、穿山龙。

18. 临床上伴视物模糊常用什么药物？

王阿姨：大夫，治疗干燥综合征伴有视物模糊的药物有哪些？

英萍医生：阿姨，可以用以下几种药物：谷精草、木贼

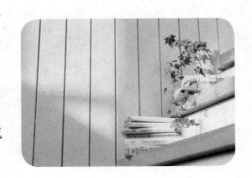

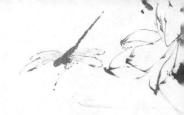

花、密蒙花。

19.临床上伴口腔溃疡常用什么药物？

王阿姨：大夫，治疗干燥综合征伴有口腔溃疡的药物有哪些？

英萍医生：阿姨，可以用以下几种药物：人中白、人中黄、西瓜霜、冰硼散、锡类散。

20.临床上伴低热常用什么药物？

王阿姨：大夫，治疗干燥综合征伴有低热的药物有哪些？

英萍医生：阿姨，可以用以下几种药物：青蒿、鳖甲、栀子、连翘。

第二讲　推拿疗法

1.什么是推拿？

王女士：大夫，什么是推拿啊？

英萍医生：王女士，推拿是中医治疗疾病的一种方法。

推拿是我们日常生活中常常听到的一种中医治疗方法，在当今社会的应用也是相当广泛的，因其不吃药、不输液的"优点"而越来越被广大患者所接受，尤其是近年来"保健"思想的兴起，推拿治疗也被重视起来。

推拿，是一种非药物的自然疗法、物理疗法，是指中医推拿专业技术人员，根据患者不同的疾病进行辨证，选取有治疗作用的穴位和（或）经络，然后使用专业的推拿手法（推、拿、按、摩、提、捏、揉、点、拍等）进行治疗的一种方式。医生通过双手作用于患者体表受伤或不适的部位、特定的腧穴等，通过有效的手法治疗，使经络得以疏通、气血运行顺畅、扶正气祛邪气、止痛疗伤、调和阴阳。此外，推拿的优点还有很多，因其基本为手法操作，相对简单易学、操作简便，经济实用，还可代替药物起到治疗作用，尤其是对于一些慢性虚弱性疾病的患者，比较安全可靠。

2. 什么是穴位？

王女士：大夫，推拿知道了，那穴位呢？

英萍医生：王女士，穴位是分布于人体各处的特定部位。

穴位，中医学将穴位定义为人体脏腑经络之气输注于体表的特殊部位，分布在一定的经络循行路线上，它不是孤立于体表的点，而是与深部器官有着密切联系，互相输通的特殊部位，也叫"腧穴"。"腧"与"输"意思一样，就是传输、输注的含义；"穴"即孔隙的意思。人体共有361个穴名，其中有309个穴位是左右对称的，52个单独穴位。临床上常用的还有"阿是穴"，即压痛点，"以痛为腧"所以这个穴位并不固定。医生在选取阿是穴时通常会在患处用手指轻轻地按，按到患处时患者会因疼痛而发出"啊"的声音，医生询问患者是这里痛吗？患者答：是。因此来取名为"阿是穴"。

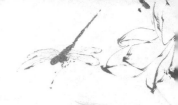

3. 怎样能提高身体免疫力？

王女士：大夫，我怎么才能提高身体免疫力？

英萍医生：王女士，你可以通过针灸的方法来提高身体免疫力。

经研究表明，每天对足三里穴进行一定的刺激，坚持数日后，可以明显地提高人体免疫功能。足三里穴位于小腿前，犊鼻穴下3寸，胫骨前缘旁开一横指。通常采用针灸、艾灸、穴位按压等方式进行刺激，简单有效。

近年来，人体的免疫系统逐渐引起人们的重视，通过大量的研究，有关学者认为免疫系统也是人体内的一个主要感受器官和调节系统。通过针刺、艾灸、按摩等方法，可使机体产生多种免疫功能相关分子，达到调节免疫力的目的。

足三里穴一直是公认的中医保健要穴，临床治疗上也有重要地位，更加证实此穴位具有保健、养生、提高免疫力的功能。针灸刺激需要有专业的医学技术人员进行操作，对于普通人而言相对要求较高，但是可以通过艾灸或穴位按压来起到相同的作用，利用空闲时间即可，且操作相对简单易行，双侧同时进行效果更佳。但是注意避免烧烫伤，做好安全防护。

4. 干燥综合征患者，患病后对脾胃功能有哪些影响及推拿治疗方法？

王女士：大夫，我以前食欲很好，但是得病后觉得没有胃口，而且感觉吃进去的食物不好消化，可以用推拿治疗吗？

英萍医生：王女士，这是因为您的病情对您的脾胃功能及

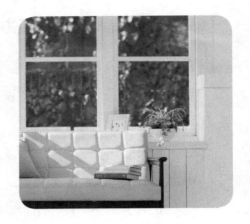

消化系统造成了影响，是可以通过推拿的方法来进行治疗的。

使用推拿手法来调节脾胃功能，可以达到增进食欲、助消化的目的。患者平躺，医生可对患者进行摩腹，根据症状采用不同的摩腹方向进行治疗，持续 10 分钟左右。患者也可在专业的推拿技术操作人员指导下，进行自我摩腹治疗。本疗法可以防治脾运不健、消化不良、水谷不化、腹胀等疾病。对慢性胃炎、胃黏膜脱垂、胃下垂、胃肠神经官能症、肠功能紊乱、慢性结肠炎、习惯性便秘等也有效。

摩腹后还可以对腹部的穴位进行点按。为什么中医常说"肚腹三里留"呢？因为这句话说明了足三里是治疗胃肠道疾病的主要穴位，可以治疗胃痛、腹痛、腹胀、腹泻等。足三里穴位于小腿外前侧，犊鼻下 3 寸，胫骨前缘旁开一横指。还可刺激中脘、下脘、天枢等穴位共同达到调理脾胃功能、增进食欲促消化的目的。

5. 干燥综合征患者肌肉酸痛的推拿治疗方法是什么？

王女士：大夫，我经常感觉到肌肉疼痛，活动起来很不方便，推拿会有效果吗？

英萍医生：王女士，推拿是可以减轻您肌肉酸痛症状的。

干燥综合征患者往往会出现肌肉酸痛的症状，可由四肢酸痛逐渐发展至全身酸痛。生活中就需要多注意，生活作息有规律，合理饮食，适量运动等，然后配合推拿手法治疗可以更好地缓解全身肌肉酸痛。在运用推拿手法缓解干燥综合征患者全身肌肉酸痛时，多采用一些温柔的放松手法，如提、捏、揉、拍等，通过对肌肉组织的手法推拿，使肌肉放松、气血运行畅通、松解粘连，以达到缓解疼痛的效果。除此之外，也可以使用局部热敷，通过热传导减轻疼痛。

6. 干燥综合征患者贫血及血小板减少的推拿治疗方法是什么？

王女士：大夫，我患病后出现了贫血，血小板减少，可以做推拿吗？

英萍医生：王女士，推拿可以通过手法刺激，促进造血功能，缓解贫血及血小板减少。

如果干燥综合征患者出现了贫血，且症状较轻，也没有合并其他感染，是可以做简单推拿治疗的。中医学讲"脾胃为气血生化之源。"脾胃功能健全，则气血生化正常，通过手法调理及穴位按摩，能有效地恢复脾胃功能。但是，如果合并血小板减少，就要慎重考虑，因血小板减少使患者有出血倾向，推拿可能引起局部皮下出血，故不宜推拿治疗。

7. 干燥综合征患者呼吸系统相关症状的推拿缓解方法有哪些？

王女士：大夫，我时常有干咳、气短，推拿怎样治疗？

英萍医生：王女士，可以通过对相应的经络、穴位进行推

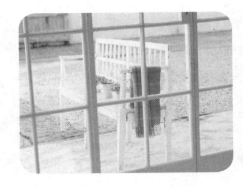

拿来缓解。

少部分干燥综合征患者会引起肺部疾病，出现干咳、气短等。也可以通过推拿的治疗方法来缓解。在中医学理论中"肺与大肠相表里"，也就是说肺脏和大肠的关系较为密切，肺与大肠可以互相作用于对方。首先，患者仰卧，对患者进行摩腹，调节脾胃肠道；然后对腹部穴位进行点按，如天枢、上脘、中脘、下脘、中极、气海、关元，以及胸部膻中、天突等穴位；其次，沿肋骨走行由内向外用擦法按摩数次，并对肩部肌肉进行松解手法，嘱患者做几次扩胸运动。最后，患者俯卧，对背部肌肉做简单轻柔的放松手法，选取定喘、肺俞、脾俞、肝俞、肾俞、心俞等穴位进行点按。结束时可以用手掌叩击背部，通过振动的传导起到放松背部肌肉及缓解干咳的作用。

8. 如何使用推拿缓解干燥综合征患者的眼干症状？

王女士：大夫，推拿手法能缓解我的眼干症状吗？

英萍医生：王女士，可以对眼部周围的穴位进行按揉，刺激腺体分泌，缓解眼干。

眼睛是心灵的窗口，当眼睛长期处于干涩状态，会让这美好的世界都失去原有的色彩。几乎每一个干燥综合征的患者都会出现眼干的症状，而在我们的日常生活中，早就有一种被众人熟知的推拿方法来治疗，那就是眼保健操。至今为止，我国有多个版本的眼保健操，都是对眼睛的一种保护，缓解视疲劳，促进气血流通，防止眼干、眼涩等。所以，无论掌握了哪个版本，保证至少每天做两次眼部按摩很有必要。

9. 如何使用推拿缓解干燥综合征患者的便秘症状？

王女士：大夫，我便秘怎么办？

英萍医生：王女士，推拿对便秘的治疗也有很好的效果。

便秘是指排便次数减少、粪便量减少、粪便干结、排便费力等。患者在仰卧位、屈膝时，于左下腹可以摸到长条状硬块，实为肠道内的粪便。因肠道津液不足而失于濡润，蠕动功能降低，使粪便在体内堆积，形成便秘，给患者带来严重的苦恼。推拿可以通过腹部按摩及穴位点按达到促进排便的作用。顺时针摩腹可以促进肠道蠕动，加快排便。天枢穴可以双向调节肠道功能以缓解便秘，足三里穴可以治疗腹部疾病。每次顺时针摩腹10分钟，穴位按揉5分钟，每天2次，坚持下来，一定会有收获。

10. 干燥综合征患者自己对自己可以进行哪些简单的按摩手法？

王女士：大夫，我可以自己给自己做按摩吗？能做哪些？

英萍医生：王女士，您可以给自己做一些相对操作简单的按摩手法，比如穴位按揉等。

患者可以通过自学来对自己进行按摩，比如一些简单的操作手法，如穴位按揉、腹部摩腹、四肢肌肉的放松、足底按摩、腰部擦法等。操作时要根据自己的感觉来适当调整力度，避免因过度追求穴位强烈刺激而对自己造成损伤。

穴位按揉尽量选取自己能方便触及的穴位，用拇指或拇指大小的球形物体对穴位进行按揉，会有"酸""麻""胀""痛"的感觉，如果感觉不到，也可能是穴位定位不够准确，如果穴位定位准确，但感觉仍不明显，也不必强求，人具有个体差异。

腹部按摩相对比较简单，坐位或仰卧位，可单手或双手重叠，掌心向下置于腹部，按一定方向（顺时针促排便、逆时针止腹泻）对整个腹部进行摩腹。

四肢肌肉的放松则是患者用双手的大拇指与其余四指的指关节对四肢骨肉进行提捏，如用五指指腹用力则会产生强烈的疼痛感。

足底按摩可对照相应穴位进行按揉，也可借助趾压板、足底按摩器等辅助足底治疗。

腰部擦法，先将双手搓热，然后在腰部脊柱两侧上下摩擦产生热感，如此往复，有暖肾补益、强身健体的功效。

以上按摩方法均可自行操作，按摩时间及持续时间可自己掌握，动作尽量轻柔，避免损伤。

第三讲　物理疗法

1. 什么是物理疗法？

王女士：大夫，物理疗法是什么？都包括哪些？

英萍医生：王女士，物理疗法是一种使用物理因素治疗和检查疾病的方法的总称。

物理疗法是指应用各种物理因素作用于人体，以防治疾病的方法。物理疗法也常被简称为"理疗"。根据物理因素的来源，理疗可以分为人工物理因素疗法和自然物理因素疗法两大类。在医学领域中，物理疗法不仅有治疗作用，还可以用于诊断疾病，如超声波、肌电图、红外线热像图等。目前，随着科学技术的发展，许多高科技也被广泛应用到了医学领域，如磁疗法、激光疗法、射频疗法等都属于物理疗法。

2. 针灸对干燥综合征的作用疗效如何？

王女士：大夫，针灸能治我的病吗？

英萍医生：王女士，针灸是我国传统的治疗方法，已经被世界许多国家所认可，国内许多干燥综合征患者已经通过针灸治疗获得了疗效。

针灸疗法作为一种辅助和补充治疗手段在干燥综合征的治疗中确有一定疗效。针灸可以通过对穴位和经络的刺激，沿经络走行进行传导以调节和平衡机体的免疫力，刺激腺体的分泌，调节人体内的激素水平。针灸疗法还具有补气养阴、补脾肺肾、扶助正气的功效，尤其擅长行气活血、疏通经络、改善局部症状。在使用针灸对干燥综合征进行治疗时，首先要通过中医辨证，对患者的整体身体状况及现有症状进行辨证，区分阴、阳、表、里、寒、热、虚、实等，再有针对性地进行取穴。临床上主要涉及肺、胃、肝、脾、大肠、小肠、肾等经，肺与人体皮肤的关系较为密切，胃、脾、大肠、小肠、肾与人体的消化、吸收、排泄有关，肝开窍于目，同时又主导人体内气机疏泄，可泻肝之郁，行气散结，通络则津生。临床上还应就患者的症状进行择优取穴，不拘泥于教条。

3."针法"和"灸法"是什么？

王女士：大夫，既然针灸有治疗效果，那么"针灸"是怎么进行治疗的？

英萍医生：王女士，"针灸"分为"针"和"灸"两种方法。

针灸，是我们在日常生活中常见的一种中医治疗疾病的方法。细分一下，针灸包括"针"和"灸"，"针"就是一种"针法"，病人来就诊时，首先要通过辨证论治，确定疾病的性质和病位，并有针对性地进行选取具有治疗功效的穴位，将"针具"，也就是针灸时所用的针灸针，通常指毫针，按照不同穴位的位置，用一定的角度和手法刺入病人体内，再根据病情的需要，适当地运用捻转与提插等针刺手法来行针，以达到对人体疾病的治疗目的。

灸法是以艾叶等燃料做成艾条（炷），点燃后在人体皮肤上进行烧灼或熏烤，借灸火的热力给人体温热刺激，通过经络腧穴的作用，以达到治病、防病目的的一种方法。常用灸法有艾炷灸（直接灸、瘢痕灸、无瘢痕灸、间接灸）、艾条灸（温和灸、雀啄灸）、温针灸等。在施灸同时也可在艾绒中掺入少量辛温香燥的药末，可起到温经通络、升阳举陷、行气活血、祛寒逐湿、消肿散结等加强作用，并可用于保健。特别对于慢性虚弱性疾病和风、寒、湿邪为患的疾病尤为适宜。经过长期的医学发展，灸法具有鲜明的中华民族文化与地域特征，是基于中

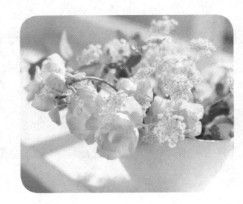

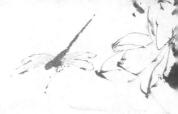

华民族文化和科学传统产生的宝贵遗产。

4. 针灸疗法如何缓解干燥综合征口干症状?

王女士:大夫,针灸能让我不这么口干吗?

英萍医生:王女士,针灸可以通过对穴位的刺激,达到调节腺体分泌、益气生津的作用。

本病多是因为患者正气虚弱,不能正常的抵抗外来邪气的入侵,出现一系列的干燥症状,导致阴虚津亏。所以,要想通过针灸治疗来缓解干燥综合征的口干症状就要达到扶正祛邪、养阴生津的功效。经临床观察,取太溪、肾俞、合谷、廉泉等穴位进行相应的针灸治疗后,结果显示部分患者口干症状有明显改善。所以,针灸可以对干燥综合征部分患者的口干症状进行有效的缓解。

5. 耳穴对干燥综合征的治疗效果怎样?

王女士:大夫,刺激耳穴对我的疾病有治疗效果吗?

英萍医生:王女士,耳穴疗法可以对干燥综合征有治疗效果。

耳穴,就是分布于耳廓上的腧穴,也叫反应点、刺激点。耳是人体经脉汇聚之处,通过经络的循行,加强了耳与全身各脏腑的联系。《灵枢·邪气脏腑病形》:"十二经脉,三百六十五络,其血气皆上于面而走空窍。"刺激耳穴可以对人体的全身进行调节,反之,当人体内部出现某些病变的时候也可以在耳部相应的穴位体现出来。刺激耳穴的主要方法有:针刺、埋针、放血、耳穴贴压、磁疗、按摩等。对耳穴进行有效的刺激也可以对干燥综合征起到一定的治疗作用。

6. 穴位注射对干燥综合征的治疗效果好吗?

王女士: 大夫, 穴位注射对我的疾病有治疗效果吗?

英萍医生: 王女士, 穴位注射对干燥综合征有治疗效果。

穴位注射又被称为"水针", 是将药物液体注入有治疗作用的穴位中, 以达到治疗疾病的一种方法。将中药通过现代科学技术进行提纯, 制成液体进行穴位注射。可以根据针对不同的症状, 选取不同穴位, 对穴位注射本身也是一种对穴位的刺激, 产生治疗作用, 结合所注入的药物发挥的作用, 两者可共同对疾病的治疗发挥作用。

7. 电针对干燥综合征口干有缓解作用吗?

王女士: 大夫, 电针治疗方法能缓解我的口干吗?

英萍医生: 王女士, 电针通过将针刺与电流结合起来, 可以缓解干燥综合征患者口干的症状。

电针是用针刺入腧穴得气后, 在针上通以(感应)人体生物电的微量电流波, 分为连续波和断续波, 以此刺激穴位, 治疗疾病的一种疗法。电针治疗时的取穴以颜面部腺体附近为主, 通过针刺对其产生生物刺激, 再配以疏密波频率电流对局部腺体增加刺激量, 从而起到疏通经络, 疏通腺体, 以增强治疗效果。电针治疗干燥综合征患者口干症状的临床疗效值得肯定。

8. 针灸治疗干燥综合征患者的便秘效果如何?

王女士: 大夫, 我经常便秘, 吃药就能排便, 不吃就便秘, 能用针灸治疗吗?

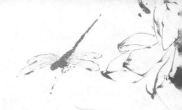

英萍医生：王女士，针灸是可以治疗便秘的。

由于患有干燥综合征的患者，体内津液亏少，肠道干涩，经常有便秘的症状出现。针对便秘症状的改善，在临床选用针灸的方法可以得到很好的缓解。可以针刺外关、支沟、天枢等穴进行治疗，大部分患者的便秘症状都会消失，甚至有一些患者还发现口干、口渴的症状也有了一定的改善。有些肥胖伴便秘的患者，以三焦经穴位为主治疗，在大便通畅的同时，体重有所减轻。由此可见，对于干燥综合征不同症状的缓解可以达到治疗目的以外的功效，因为治疗的目的都是一样的，让本来干燥的机体开始生津，当津液生于肠道则改善便秘，当津液生于口中则改善口干渴，当津液生于眼中，则改善眼干涩。

9. 干燥综合征患者气虚乏力的针灸治疗有哪些?

王女士：大夫，我自从得病后一直觉得浑身没力气，针灸可以治疗吗？

英萍医生：王女士，针灸可以用其补中益气的作用来治疗气虚乏力。

患病后出现浑身乏力多见于禀赋阳虚气弱的患者，或因久病伤阴，阴损及阳以致阳气虚衰而造成气虚乏力。阳虚气弱的患者除有干燥症状外，同时可见一系列气虚症状，如气短心悸、懒惰无力、食少、大便稀、肢寒怕冷、四肢水肿等。针灸方法治疗可以通过穴位针刺起到补气生津、调和阴阳的作用，选穴为关元、气海、脾俞、肾俞、志室、足三里、三阴交、公孙、神阙等，采用补法，每次30分钟，隔日1次，连续15次为一个疗程，通常要连续1～3个疗程，活动期症状重者可每日1次。

10. 干燥综合征患者出现尿蛋白可以用针灸调理吗？

王女士：大夫，检查时发现我有尿蛋白，针灸能调理吗？

英萍医生：王女士，针灸对控制尿蛋白有一定效果，可以缓解肾脏的损害。

约有50%干燥综合征患者会出现肾损害，主要累及远端肾小管，出现肾小管酸中毒。也有较少部分患者出现明显的肾小球损害，临床表现为大量蛋白尿、低白蛋白血症，甚至肾功能不全。当患者在检查中发现有蛋白尿出现时，针灸可以作为一项辅助治疗，以配合其他主要治疗方法。

针灸治疗蛋白尿时，所用到的主穴为大椎、曲池、内关、足三里、阴陵泉、肺俞、脾俞、肾俞、水分、合谷、太冲、血海、三阴交、曲泽、委中等。配穴：尿闭者加水道、关元；面肿者加水沟；尿血者加大敦；咳嗽者加尺泽、太渊；腹胀便溏者加天枢；恶心、呕吐者加内关、中脘；心悸失眠者加神门、内关。操作时选取1～3寸毫针，双侧取穴，针刺得气后随证施以补泻手法，留针15～30分钟，隔日治疗1次。7次为一个疗程，疗程间休息1周。

11. 干燥综合征患者胃部不适可以用针灸调理吗？

王女士：大夫，以前胃就不是很好，胃炎、胃痛、胃酸，患病后胃病加重了，怎么办？

英萍医生：王女士，针灸可以有效地刺激穴位达到止痛和胃的效果。

干燥综合征患者容易出现萎缩性胃炎、胃酸减少、消化不良等症状。若患者平时日常生活工作中没有好好保护自己的胃，再加上患病，症状必然加重。中医学认为"脾胃为气血生化之源"，人吃进去的食物、喝进去的水都要靠脾胃来帮助消化，如果脾胃出现了问题会对人体造成严重的影响。当干燥综合征患者出现胃部不适或疼痛时，针灸可以较快速的缓解症状，同时也需要配合修复胃黏膜的药物及遵守饮食禁忌来共同调节。治疗时主穴选取中脘、内关、足三里。若胃寒较重则加刺胃俞、神阙；若有食滞则加刺天枢、脾俞、胃俞、大肠俞；若有肝郁则加刺肝俞、太冲、期门；若湿热内阻则加刺丰隆、上巨虚、下巨虚、胃俞、脾俞；若有血瘀则加刺血海、梁丘、公孙、三阴交。

12. 干燥综合征患者怎样通过针灸达到固肾护齿的目的？

王女士：大夫，我听说得了干燥综合征的人，病变会累及牙齿，能预防吗？

英萍医生：王女士，针灸可以补肾，间接帮助固护牙齿。

干燥综合征是一个主要累及外分泌腺体的慢性炎症性自身免疫病，会导致口中唾液分泌减少，而当牙齿失去唾液的冲洗与清洁时就会变得非常干燥，然后逐渐变得颜色发黑、硬度变脆，出现小片脱落的情况，继续发展下去，最终只留残根，医学上称为"猖獗性龋齿"。所以，要想防止牙齿受累，就要保证口腔的湿润，可以通过药物、理疗、适度饮水等方法，减轻

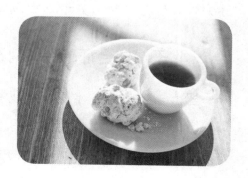

口腔干燥的症状，来保证牙齿能够得到充足的水分保持湿润。另外，中医学认为"齿为骨之余"，而"肾主骨生髓"，也说明肾与牙齿的关系非常密切，牙齿的健康也依赖肾的滋养。因此，保护好肾也是防止病变累及牙齿的一个关键。

13. 干燥综合征患者怎样通过针灸做护眼调理？

王女士：大夫，眼睛总是干涩，可以针灸治疗吗？

英萍医生：王女士，眼部周围穴位很多，可以通过针灸来起到护眼作用。

眼睛干涩是干燥综合征的一个比较典型的症状，对患者的正常生活造成了很严重的影响。在采用针灸方法治疗时以瞳子髎、睛明、阳白、鱼腰、丝竹空等穴位为主，还可选取百会、攒竹、四白、太阳、风池等配合治疗，通过对穴位的刺激增加泪液的分泌，使眼睛湿润而不干涩。再配以肝俞、肾俞、太溪、太冲，以滋补肝肾；合谷、尺泽，以清热益气；脾俞、足三里、三阴交、丰隆，以补益阴血，以达到标本同治的目的。除此之外，养成良好用眼习惯也很重要，注意用眼时间，不要用眼过度，让眼睛适度休息，保证睡眠充足，不熬夜，均衡饮食，不偏食，多吃含维生素的蔬菜及水果也是必不可少的。平时可以按揉上述穴位，以减轻疲劳并增加泪液分泌。尽量不要佩戴隐形眼镜。

14. 干燥综合征患者如何通过水疗缓解皮肤干燥？

王女士：大夫，水疗能让我的皮肤不那么干燥吗？

英萍医生：王女士，水疗用水和我们生活用水有一些不同，可以根据不同的需要加入不同的介质，起到治疗作用。

水疗是利用不同温度、压力和溶质含量的水，以不同方式作用于人体以防病治病的方法。根据使用方法的不同可以分为浸浴、淋浴、喷射浴、漩水浴、气泡浴等；根据温度的

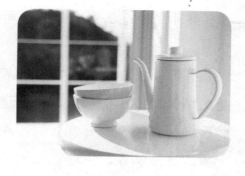

不同可以分为高温水浴、温水浴、平温水浴和冷水浴；根据水中所含药物的不同可以分为碳酸浴、松脂浴、盐水浴和淀粉浴等。我国古代就有温泉治疗疾病的记载，直到18世纪，德国人将水疗正式应用于医学。

而我们现在日常所说的"SPA"也是水疗的一种。通过水疗可以达到水润皮肤、放松肌肉、健脑、增加血氧、促进血液循环、保护心脏、肌肤美白、清洁毛孔、除臭、去除角质层等功效。干燥症患者多有皮肤干燥，气孔闭塞，水疗时选取相对温度稍高的水，可以打开人体毛孔，使肌肤进行呼吸，保持水润。全身温水浴能引起体液黏稠度、比重的增加，血红蛋白增加14%，红细胞增加百万以上，白细胞也有增高，氧化过程加速，基础代谢率增高。

所以，水疗不仅对皮肤干燥有一定效果，还可以对人体的其他疾病进行治疗。但需要注意的是，如果有皮肤过敏的患者在做水疗时，应明确水中添加的物质是否会造成过敏。皮肤有破损时，建议待伤口恢复后再做水疗。

15. 干燥综合征患者的中药外敷治疗有哪些?

王女士：大夫，中药外敷会对我有效吗?

英萍医生：王女士，中药外敷可以通过皮肤渗透起到治疗作用。

中药外敷法是指将中药研末加赋形剂，调成糊状，敷于患处或穴位的方法，也可以将中药煎好后，将纱布浸泡于药液中，然后将纱布敷于患处或穴位，具有舒筋活络、祛瘀生新、消肿止痛、清热解毒、拔毒等功效。根据不同患者的治疗需求，选取有治疗作用的中药，对患处进行外敷。需要注意的是，当皮肤有破损处，不适宜外敷。干燥综合征患者如有咳嗽症状，可以将药物敷于背部双肺位置及天突、膻中、定喘、大椎、咽喉等处进行治疗；如四肢肌肉、关节酸痛，可将药物敷于痛处。

第四讲　拔罐疗法

1. 什么是拔罐治疗？

王女士：大夫，什么是拔罐？有哪些使用禁忌和注意事项？

英萍医生：王女士，拔罐治疗自古就有，就连国外的运动员也对它感兴趣。

拔罐疗法在中国有着悠久的历史，是一种使用密闭的罐式工具，通过罐内燃火或抽取罐内气体的方法，产生负压吸力，使其吸附于体表而不掉落的治疗方法。负压吸引可使局部皮肤形成瘀血，以起到通经活络、行气活血、消肿止痛、祛风散寒等作用。

（1）使用禁忌

①凝血机制不好，有自发性出血倾向或损伤后出血不止的

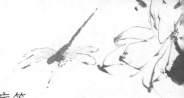

患者，不宜使用拔罐疗法，如血友病、紫癜、白血病等。

②皮肤严重过敏或皮肤患有疥疮等传染性疾病者不宜拔罐。

③恶性皮肤肿瘤患者或局部破损溃烂、外伤骨折、静脉曲张、体表大血管处、皮肤丧失弹性者，局部皮肤不宜拔罐。

④妊娠期妇女的腹部、腰骶部及乳部不宜拔罐，拔其他部位时，手法也应轻柔。

⑤重度心脏病、心力衰竭、呼吸衰竭及严重水肿的患者不宜拔罐。

⑥五官部位、前后二阴部位不宜拔罐。

⑦重度神经质、全身抽搐痉挛、狂躁不安、不合作者，不宜拔罐。

⑧醉酒、过饥、过饱、过渴、过劳者，慎用拔罐。

⑨肺结核活动期，妇女经期不宜拔罐。

（2）注意事项

①注意身体状况。有心脏病，严重贫血、白血病、血小板减少等血液性疾病，皮肤过敏，浮肿，水肿，血压过高，有血液疾病及有出血倾向者，患皮肤病以及孕妇、经期，还有过饱、过渴、过饥、醉酒时都不适宜拔罐。

②有些部位不宜拔。肚脐、心前区，皮肤细嫩处、破损处、静脉曲张部位、瘢痕处，乳头、骨头突出处均不宜拔。拔罐旧痕未消退前，最好也别拔。

③拔罐后不可立即洗澡。拔罐后，皮肤处于一种被"伤害"的状态，敏感脆弱，此时洗澡非常容易导致皮肤破损、发炎等，建议等上两三个小时。

④拔罐次数不能过多。根据病情拔罐，一般为轮流取穴，

一次不宜过多。局部瘀血尚未消退时，不应再于原部位重复拔罐。

⑤拔罐的不良反应。拔罐期间应密切观察患者的反应，若出现头晕、恶心呕吐、面色苍白、出冷汗、四肢发凉等症状，甚至血压下降、呼吸困难、脉微细无力等晕罐情况，应及时取下罐具，将患者仰卧位平放，注意保暖。轻者可给予少量温开水或糖水，即可迅速缓解并恢复正常；重者可针刺人中、内关、足三里、中冲等穴或艾灸百会、中极、关元、涌泉等穴，一般可很快缓解并恢复正常，或马上送医院处理。

2. 干燥综合征患者关节不适的拔罐治疗方法有哪些？

王女士：大夫，拔罐能缓解我的颈肩部和膝关节不适吗？

英萍医生：王女士，拔罐可以通过负压吸力对关节及附近肌肉产生治疗作用。

干燥综合征的患者容易出现全身关节不适，加之有些患者日常生活中伏案工作时间较长、使用电脑、低头玩手机、缺乏运动等原因，使全身关节承受更大的压力。

在治疗颈肩部关节不适时，由于颈肩部肌肉组织较少而骨骼位置多接近皮肤，所以在有限的局部使用走罐的方法治疗更

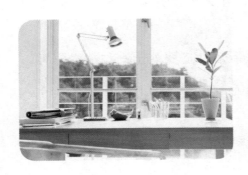

有优势。嘱患者俯卧位，尽量选择酸胀、麻木及疼痛的颈肩部胸锁乳突肌、斜方肌外上缘处皮肤上涂抹适量跌打万花油（具有消肿散瘀，舒筋活络止痛功效），将火罐吸附于皮肤

上，并于病变部位来回推动火罐，注意询问患者当前疼痛程度是否能承受或做适当调整，操作一定时间后，以局部皮肤出现紫红色或紫黑色瘀点为宜。为促进治疗效果，于走罐后可采用三棱针在瘀点或疼痛较重部位点刺，待流出少量血液后，选口径适中的火罐用闪火法在上述部位拔罐，留罐约 10 分钟，每处出血 2～3 毫升，隔日一次，5 次为 1 个疗程。

在治疗膝关节不适时，由于关节位置比较特殊，故采用药罐疗法，可先将有治疗作用的药物按一定比例用清水煮出有效成分，如羌活、独活、防风、木瓜、牛膝、杜仲、鸡血藤、川芎等，然后再选取适宜大小的竹罐投入药汁内煮 10 分钟，用镊子夹出后将竹罐直接叩于患侧内、外膝眼及鹤顶穴处，再用温热的厚毛巾盖起来，每次 15 分钟，隔日 1 次，10 次为 1 个疗程。

3. 干燥综合征患者肌肉酸痛的拔罐缓解方法是什么？

王女士：大夫，拔罐能缓解我的肌肉酸痛吗？

英萍医生：王女士，拔罐可以对肌肉酸痛等不适有很好的疗效。

干燥综合征患者常常会感觉到四肢肌肉酸痛，尤其是小腿部较为常见。可以在腿部及腰背部肌肉肥厚处按照疼痛点或穴位进行拔罐治疗，对穴位刺激产生治疗作用，舒筋活络、畅通气血，减缓疼痛。国外许多著名运动员也对拔火罐非常信赖，运动过量导致肌肉酸痛也能够得到很好的缓解。操作时注意防火安全，避免被烫伤，力度要适中，不可过于追求吸力而对皮肤造成损伤，还要注意拔罐时间，10～20 分钟即可，时间过长易使拔罐处形成水疱。

4. 闪罐能治疗干燥综合征患者的三叉神经痛吗？

王女士：大夫，患病后我检查出三叉神经痛，可以拔罐治疗吗？

英萍医生：王女士，可以通过闪罐的方法进行治疗。

在干燥综合征患者中，神经系统受累较为常见，由于目前国际上尚未统一干燥综合征合并神经系统病变的诊断标准，所以国际上有关神经系统病变发生率差距较大。病变累及外周神经系统时，脑神经病变最常见的症状就是三叉神经痛。三叉神经痛是一种慢性疼痛，右侧多于左侧，疼痛由面部、口腔或下颌的某一点开始扩散，第二支、第三支发病最为常见。通常疼痛范围不过面部中线。多数为单侧发病，较少有双侧同时发病。治疗时可以给予闪罐疗法，选取小号玻璃罐，均匀有节奏的对双侧面部进行闪罐，至面部红润为宜，每日 1 次，10 次为 1 个疗程，治疗 2～3 个疗程。闪罐治疗时若配合针灸及穴位注射等治疗方法，效果更佳。

第五讲 艾灸罐疗法

1. 什么是艾灸罐？

王女士：大夫，什么是艾灸罐？有哪些使用禁忌和注意事项？

英萍医生：王女士，艾灸罐是艾灸时所用的一种器械，小巧且操作简单。

艾灸罐是一种中医医疗器械，将符合器械规格大小的艾炷点燃放置于罐内，进行艾灸治疗。这种艾灸器械的优点在于方便调控温度，保持艾炷与人体皮肤之间距离的稳定，防止烧烫伤。坚持艾灸罐治疗可以起到温通经络、祛除寒邪、行气活血、补气固本、散瘀消肿、祛寒止痛的作用。但是在使用时要注意防火安全，保证通风，适当调节温度和治疗时间，防止烫伤。

（1）使用禁忌

①凡暴露在外的部位，如颜面，不要直接灸，以防形成瘢痕，影响美观。

②皮薄、肌少、筋肉结聚处，妊娠期妇女的腰骶部、下腹部，男女的乳头、阴部、睾丸等不要施灸。另外，关节部位不要直接灸。此外，大血管处、心脏部位不要灸，眼球属颜面部，也不要灸。

③极度疲劳、过饥、过饱、酒醉、大汗淋漓、情绪不稳或妇女经期忌灸。

④某些传染病、高热、昏迷、抽风期间，或身体极度衰竭，形瘦骨立等忌灸。

⑤无自制能力的人如精神病患者等忌灸。

（2）注意事项

①要专心致志，耐心坚持：施灸时要注意思想集中，不要在施灸时分散注意力，以免艾条移动，不在穴位上，徒伤皮肉，浪费时间。对于养生保健灸，则要长期坚持，偶尔灸是不能收到预期效果的。

②要注意体位、穴位的准确性：体位一方面要适合艾灸的

需要，同时要注意体位舒适、自然，要根据处方找准部位、穴位，以保证艾灸的效果。

③防火：现代人的衣着不少是化纤、羽绒等质地的，很容易燃着。因此，施灸时一定要注意防止落火，尤其是用艾炷灸时更要小心，以防艾炷翻滚脱落。用艾条灸后，可将艾条点燃的一头塞入直径比艾条略大的瓶内，以利于熄灭。

④要注意保暖和防暑：因施灸时要暴露部分体表部位，在冬季要保暖，在夏天高温时要防中暑，同时还要注意室内温度的调节和开换气扇，及时换取新鲜空气。

⑤要防止感染：化脓灸或因施灸不当，局部烫伤可能起疱，产生灸疮，一定不要把疮弄破，如果已经破溃感染，要及时使用消炎药。

⑥要掌握施灸的程序：如果灸的穴位多且分散，应按先背部后胸腹，先头身后四肢的顺序进行。

⑦注意施灸的时间：有些病证必须注意施灸时间，如失眠症要在临睡前施灸。不要饭前空腹时和在饭后立即施灸。

⑧要循序渐进，初次使用灸法要注意掌握好刺激量，先少量、小剂量，如用小艾炷，或灸的时间短一些，壮数少一些。以后再加大剂量。不要一开始就大剂量进行。

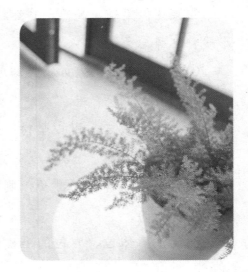

⑨防止晕灸，晕灸虽不多见，但是一旦晕灸则会出现头晕、眼花、恶心、面色苍白、

心慌、出汗等，甚至发生晕倒。出现晕灸后，要立即停灸，并躺下静卧，再加灸足三里，温和灸10分钟左右。

⑩注意施灸温度的调节：对于皮肤感觉迟钝者或小儿，用示指和中指置于施灸部位两侧，以感知施灸部位的温度，做到既不致烫伤皮肤，又能收到好的效果。

2. 什么是艾灸罐热量传递治疗？

王女士：大夫，我自从患病后就感觉自己身上发热，艾灸罐也是热的，我可以用吗？

英萍医生：王女士，艾灸罐使用时的确是通过热量的传递来进行治疗的，但是不会对你造成严重的影响。

干燥综合征患者在使用艾灸罐时往往都会有这样的顾虑，因为有的患者平时就处于一种低热状态，也很怕热，而艾灸罐又是一种通过热量传递来发挥治疗作用的治疗方法，给患者心里带来很大的疑惑。其实，可以不必这么担心，因为艾灸罐的热度可以调节，而且使用时的覆盖范围不是很大，仅对局部进行加热刺激，能起到一定的治疗作用，却不会使全身的温度都升高。所以，在禁忌证之外的情况下，都是可以使用的。

3. 干燥综合征患者寒性腹痛能用艾灸治疗吗？

王女士：大夫，我经常肚子痛，用热水袋敷一下就会好点，可以用艾灸治疗吗？

英萍医生：王女士，你这种腹痛属于寒性腹痛，可以用艾灸治疗。

腹痛的原因有很多种，中医学认为"热者寒之，寒者热之"，如果是寒性腹痛的话就可以用艾灸罐治疗。日常生活中难免因为贪凉饮冷，如吹空调时间较长、洗冷水澡、喝冰镇饮料、冰镇啤酒、淋雨等接触了过多寒凉的东西，或者本身就为寒性体质，稍微一受凉就容易出现腹痛、腹泻，平时的做法是把热水袋放在肚子上就会好一些。现在使用艾灸罐治疗，不仅能够提供温度，还可以有针对性地对腹部穴位进行刺激，使治疗效果更加明显。

第六讲　食疗药膳

1. 干燥综合征患者日常饮食坚持什么原则？

张大妈：大夫，得了干燥综合征，我在饮食上应该注意什么？

英萍医生：饮食、营养调养对你的生活十分重要。适当、合理的饮食不仅可以增强你的体质，延年益寿，还可以辅助药物，达到治疗本病的效果。你在饮食上主要应该注意以下几个方面。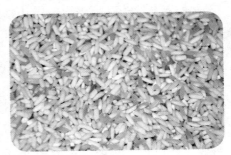

（1）要保证充足的水分摄入。每日的饮水量应达到2000～2400毫升。

（2）饮食要合理、有营养。不要刻意拒绝这样或那样的食物，只要在体重范围允许的情况下，要确保饮食要全面、合理、有营养，尽量满足自己机体对营养和能量的需要。

（3）要做到饮食清淡。要多吃水果和蔬菜，适当吃一些香蕉、橙子，这样既保持大便通畅，又能补充钾。

（4）要重视饮食宜忌。辛辣的食物，如葱、韭菜、辣椒、芥等，可助燥生火伤津，应少吃；温热之品，如羊肉、狗肉、鳝鱼应少吃；茶、咖啡和各种油炸食品也有助燥生火伤津，应少喝和少吃。

（5）多吃可以清热生津的食物。你可以常含话梅、藏青果等，或经常饮酸梅汁、柠檬汁等生津解渴的饮料。

（6）要禁烟、禁酒。

（7）要避免口服引起口干的药物，如α受体阻滞药、抗抑郁药物、阿托品和氯苯那敏等。

（8）要保持口腔清洁、勤漱口，减少龋齿和口腔继发感染。

2. 干燥综合征的患者适合吃什么粮食？

张大妈：大夫，像我这样的干燥综合征患者，适合吃什么粮食？

英萍医生：干燥综合征患者吃的粮食应该以养阴生津的食物为主，如糯米、玉米。

（1）糯米：又名江米、元米。为禾本科植物糯稻的干燥种仁。

【性味归经及功用】味甘，性温。归脾、胃、肺经。补中益气，温脾暖胃，养阴生津。

【成分】含糖类、蛋白质、脂肪、铁、钙及维生素等。

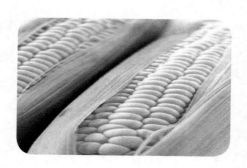

【用法用量】煮食：

30～60克。

【注意事项】多食反伤脾胃，尤其是小儿患者忌食。

（2）玉米：又名苞米、玉高粱、玉麦。为禾本科植物玉署黍的干燥种子。

【性味归经及功用】味甘，性平。归脾、胃、肺、大肠经。健脾益肺，补中益气，除热愈疮。

【成分】含糖类、蛋白质、脂肪、维生素 B、烟酸等。

【用法用量】煮食：50～100克。

【注意事项】本品缺少一些人体必需的氨基酸，不宜长期单独食用，可与其他谷类、豆类食用。

3. 干燥综合征的患者适合吃什么豆类？

张大妈：大夫，我可以吃豆类食物吗？

英萍医生：可以，豆类所含蛋白质含量较高、质量较好，其营养价值接近于动物性蛋白质，是最好的植物蛋白，如黑大豆、绿豆等豆类有利于你的疾病的恢复。

（1）黑大豆：又名黑豆、乌豆、冬豆子。为豆科植物大豆的黑色种子。

【性味归经及功用】味甘，性平。归脾、肾经。活血化瘀，驱风解毒。

【成分】含蛋白质、脂肪、糖类、膳食纤维等。

【用法用量】煮食：50～100克。

【注意事项】男子性功能减退、阳痿者忌多食用。

（2）绿豆：又名青小豆、文豆、官绿。为豆科一年草本植物绿豆种子。

【性味归经及功用】味甘，性凉。归心、胃经。清热解暑、利尿消肿、润喉止咳，祛脂保肝。

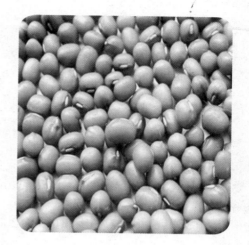

【成分】含蛋白质、脂肪、糖类、维生素 A 等。

【用法用量】煮食：50 ～ 100 克。

【注意事项】素体虚寒者忌食；脾虚便溏者忌食。

4. 干燥综合征的患者适合吃什么水果？

张大妈：大夫，我可以吃什么类型的水果？

英萍医生：水果中含有丰富的营养且能够帮助消化，你适合吃橘子、葡萄、西瓜和梨等，有生津止渴的作用。

（1）橘子：又名黄橘。为蔷薇科落叶小乔木植物枇杷的果实。

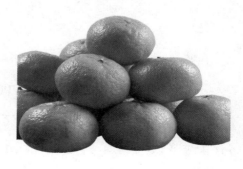

【性味归经及功用】味甘，酸，性凉。归肺、胃经。开胃理气、止渴润肺、醒酒等。

【成分】含糖类、蛋白质、脂肪、铁、钙及维生素及苹果酸、琥珀酸等。

【用法用量】每日 1 ～ 2 个。

【注意事项】性凉、风寒咳嗽及痰饮者不宜食用。

（2）葡萄：又名草龙珠、山葫芦、蒲桃、李桃、蒲陶等。

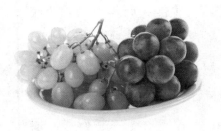

【性味归经及功用】味甘，酸，性平。归肝、肺、肾经。补气血、强筋骨、利小便。

【成分】含葡萄糖、果糖，少量蔗糖、木糖，酒石酸、草酸、柠檬酸、苹果酸、红酒多酚。

【用法用量】每日 100 ～ 200 克。

【注意事项】多食用会使人烦闷、眼暗，并引起泄泻，故不宜过多食用。

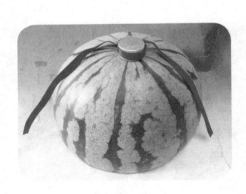

（3）西瓜：又名夏瓜、寒瓜、青门绿玉房，为葫芦科一年生草蔓性植物。

【性味归经及功用】性寒，味甘。归心、胃、膀胱经。清热解暑、生津止渴、利尿除烦。

【成分】糖、含氮物质、维生素、无机盐、维生素C、胡萝卜素。

【用法用量】每日 100 ～ 200 克。

【注意事项】西瓜乃生冷之品，不宜过多食用，尤其是脾胃虚弱中寒之人，更应引起重视。

（4）梨：又名玉乳、蜜父、快果等，属蔷薇科植物。

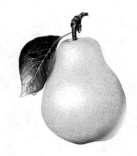

【性味归经及功用】性凉，味微酸。

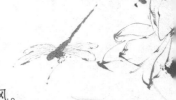

归心、胃、膀胱经。清热化痰、润肺止咳，润燥消风。

【成分】蛋白质、脂肪、膳食纤维、糖类、钙、磷、维生素 B_1。

【用法用量】每日 1～2 个。

【注意事项】脾虚便溏、寒嗽湿痰忌食。

5. 干燥综合征的患者适合吃什么蔬菜？

张大妈：大夫，我可以吃什么类型的蔬菜？

英萍医生：蔬菜中含有人体所必需的多种维生素和矿物质等营养成分，你适合吃芹菜、黄花菜、茼蒿和莴苣等，它们具有以下功效。

（1）芹菜：又名旱菜。为伞形科草本植物芹的茎、叶。

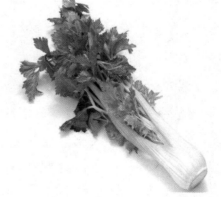

【性味归经及功用】味甘，微苦，性凉。归肝、胃经。滋润皮肤、增强皮肤的韧性和弹性、清热通淋、平肝凉血、祛脂降压等。

【成分】蛋白质、脂肪、糖类、钙、磷、铁、胡萝卜素和其他多种 B 族维生素。

【用法用量】煮食：20～30 克。

【注意事项】芹菜属凉性食物，阴盛者常吃可清火，阴虚者则不宜多吃，多吃会导致胃寒，影响消化，大便变稀；平素痰多，尤其是哮喘病者，不宜食用。

（2）黄花菜：又名金针菜、忘忧草、柠檬萱草等，属百合目。

【性味归经及功用】味甘，性平。归肝、脾、肾经。止血、消炎、清热、利湿、消食、明目、安神等。

【成分】蛋白质、脂肪、糖类、钙、磷、铁、胡萝卜素、核黄素等。

【用法用量】煮食：20～30克。

【注意事项】多食用会使人烦闷、眼暗，并引起泄泻，故不宜过多食用。

（3）茼蒿：又名又称同蒿、蓬蒿、蒿菜、菊花菜等，桔梗目，菊科。

【性味归经及功用】味甘、辛，性平。归脾、胃经。清肺化痰、有助于增加唾液的分泌，促进食欲、消食开胃、美化肌肤。

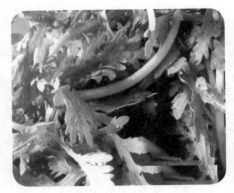

【成分】蛋白质、脂肪、糖类、胡萝卜素、维生素C等。

【用法用量】煮食：20～30克。

（4）莴苣：又名生菜、莴笋、千金菜等。

【性味归经及功用】性凉，味甘。归胃、大肠经。可刺激消化酶分泌，增进食欲，润发、利尿、通乳等。

【成分】蛋白质、脂肪、糖类、维生素等，微量元素钙、铁等。

【用法用量】煮食：20～30克。

【注意事项】不宜与奶酪、蜂蜜同食；寒性体质者不宜食；痛风、泌尿道结石，眼疾患者不宜食。

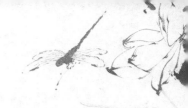

6. 干燥综合征的患者适合吃什么肉类?

张大妈：大夫，我可以吃肉吗？

英萍医生：可以吃，像鸭肉、乌骨鸡和猪肉等肉类，其内含有大量的蛋白质和脂肪，以及卡路里，其功效有助于你的康复。

（1）鸭肉：又名鹜肉、家凫肉、扁嘴娘肉、白鸭肉等。

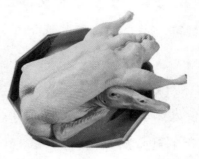

【性味归经及功用】性寒，味甘，咸。归脾、胃、肺、肾经。滋阴补虚、养胃生津、利水消肿，定惊解毒。

【成分】蛋白质、脂肪、钙、磷、铁、烟酸和维生素 B_1、维生素 B_2。

【用法用量】煮食：100～150克。

【注意事项】对于素体虚寒、受凉引起的不思饮食，胃部冷痛，腹泻清稀，腰痛及寒性痛经以及肥胖、动脉硬化、慢性肠炎应少食；感冒患者不宜食用。

（2）乌骨鸡：又名竹丝鸡，乌鸡。为雉科动物乌骨鸡除去内脏的新鲜全体。

【性味归经及功用】味甘，咸，性平。归肝、肾、肺、脾经。补肝肾，益气血，退虚热。

【成分】蛋白质、脂肪、糖类、钙、磷、铁、胡萝卜素、核黄素等。

【用法用量】煮食：50～100克。

【注意事项】实证，邪毒未清者忌食。

（3）猪肉：为猪科动物家猪的新鲜肉。

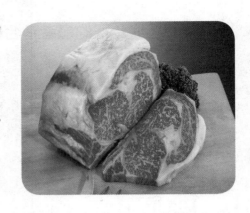

【性味归经及功用】味甘，咸，性平。归脾、胃、肺、肾经。补中益气，滋阴润燥。

【成分】蛋白质及脂肪、糖类、钙、铁、磷等成分等。

【用法用量】煮食：50～100克。

【注意事项】猪肉不宜多食，肥肉尤其如此。多食则助热，使人体脂肪蓄积，身体肥胖，或血脂升高，以致动脉粥样硬化，产生冠心病、高血压等。故肥胖、血脂过高、冠心病、高血压慎用或忌用。

7. 干燥综合征的患者适合吃什么水产品？

张大妈：大夫，我可以吃水产品吗？

英萍医生：可以吃，像蛤蜊肉、泥鳅和鲢鱼等水产品，具有滋阴润燥的功效，有助于你的康复。

（1）蛤蜊肉：又名吹潮，为蛤蜊科动物四角蛤蜊或其他种蛤蜊的肉。

【性味归经及功用】味咸，性凉。归胃经。滋阴润燥软坚，利水化痰。

【成分】蛋白质、脂肪、糖类、钙、磷和维生素 A。

【用法用量】煮食：

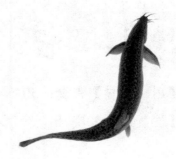

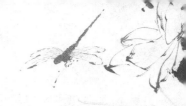

20～50克。

【注意事项】有宿疾者应慎食，脾胃虚寒者不宜多吃。

（2）泥鳅：又名鳅鱼。为鳅科动物泥鳅的新鲜或干燥肉体或全体。

【性味归经及功用】味甘，性平。归肺、脾、小肠经。补中益气，滋阴清热，生津止渴，暖胃壮阳。

【成分】蛋白质、糖类、钙、磷、铁、维生素 B、维生素 A、维生素 C。

【用法用量】煮食：50～100克。

【注意事项】实证，邪毒未清者忌食。

（3）鲢鱼：又名白鲢，鲢子。为鲤科动物鲢的肉。

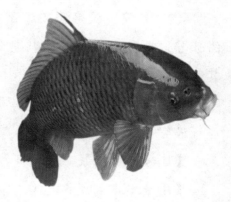

【性味归经及功用】味甘、性温。归脾、胃、肺经。利肺止咳，补中益气，润肤美容。

【成分】蛋白质、糖类、钙、磷、铁、维生素 B、维生素 A、维生素 C。

【用法用量】煮食：50～100克。

【注意事项】患痘疹、疟疾、痢疾、目疾及疮疡者慎食。

8. 适合干燥综合征患者的其他食品？

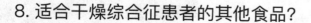

张大妈：大夫，除了以上的食物，我还可以吃什么食品？

英萍医生：比如牛奶、燕窝、银耳、藕和火腿等，其功效如下。

（1）牛奶：牛奶是最古老的天然饮料之一，被誉为"白色血液"，对人体的重要性可想而知。牛奶顾名思义是从雌性奶牛身上挤出来的。

【性味归经及功用】味甘，性平、微寒。入心、肺、胃经。补虚损，益肺胃，生津润肠。

【成分】蛋白质、脂肪、钙、磷、铁、锌、铜等。

【用法用量】煮食：150～300毫升。

【注意事项】牛奶不宜生喝，加热见沸后即取；不宜空腹喝牛奶，因身体处于饥饿状态，需求能量阶段，此时喝牛奶将蛋白质当作糖类变成热量而消耗。在胃中停留时间短，很快排泄至肠道，不利于消化吸收。

（2）燕窝：又名燕菜、燕根、燕蔬菜。是指雨燕目雨燕科的部分雨燕和金丝燕属的几种金丝燕分泌出来的唾液，再混合其他物质所筑成的巢穴。

【性味归经及功用】性平，味甘。入肺、胃、肾经。能养阴润燥，燥证最宜。

【成分】燕窝酸、蛋白质、氨基酸等。

【用法用量】煮食：10～20克。

【注意事项】吃燕窝要避免同时喝茶，因为茶叶里面含有茶酸，会破坏燕窝的营养，最好隔1小时再喝。

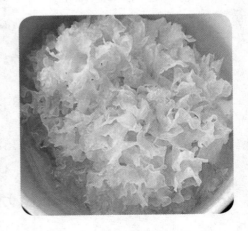

（3）银耳：又名白木耳、雪耳、银耳子等，属于真菌类银耳科银耳属，是门担子菌门真菌银耳的子实体，有"菌中

之冠"的美称。

【性味归经及功用】性平，味甘、淡。入肺、胃、肾经。能清补肺阴。

【成分】蛋白质、糖类、脂肪、粗纤维、无机盐等。

【用法用量】煮食：50～100克。

【注意事项】变质银耳不可食用，以防中毒。

（4）藕：又名莲、荷、水芙蓉等，属睡莲科莲属多年生水宿根植物。

【性味归经及功用】味甘，性寒。归心、脾、胃经。具有生津止渴、清热消淤、益气醒酒等功效。

【成分】蛋白质、脂肪、膳食纤维、糖类、胡萝卜素、维生素 B_1。

【用法用量】煮食：40～90克。

【注意事项】鲜藕不宜生吃，否则容易引起姜片虫病。

（5）火腿：又名熏蹄、兰蹄、南腿等，属猪科动物猪的腿腌制而成。

【性味归经及功用】性平，味甘。归脾、胃经。具有益肾、养胃气、生津、益血脉等功效。

【成分】蛋白质、脂肪、膳食纤维、糖类、钙、磷、维生素 B_1。

【用法用量】煮熟：25～30克。

【注意事项】上呼吸道感染末期、湿热痢疾、积滞未尽、腹胀痞满者忌食。

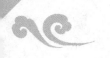

9. 干燥综合征患者什么东西不能吃？

张大妈：大夫，我有什么东西是不能吃的吗？

英萍医生：大妈，在你整个疾病的发展过程中要忌暴饮暴食，口干严重的时候，饮食最好吃半流食，不应该吃干的食物。口干较轻的时候，可正常饮食，但最好不要吃瓜子，对于坚果炒货等燥热的食物，最好也不要多吃。辛辣的食物如葱、蒜、韭菜、芥，可以助燥生火，最好忌食。此外羊肉、狗肉等温阳之品，以及酒、烟、咖啡、各类油炸食品也有助燥的作用，应该少吃。

10. 预防干燥综合征的饮料有哪些？

张大妈：大夫，我可以喝什么样类型的饮料呢？

英萍医生：你可以自制一些饮料，简单方便，营养价值高，还有助于疾病的恢复，具体饮料和做法如下。

（1）鲜藕片汁

【材料】雪梨2个、莲藕200克。

【做法】莲藕洗净切块，雪梨去皮去芯切块，将莲藕雪梨放入榨汁机榨汁即可，当饮料饮用。

【功效】益气养阴、清热补肺等。

（2）葡萄甘蔗汁

【材料】葡萄200克、甘蔗1根。

【做法】将葡萄洗净，去皮去籽，甘蔗去皮，共榨汁，当饮料即食。

【功效】养阴润肺、散结开音等。

（3）鲜橘汁

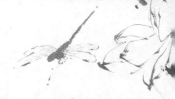

【材料】鲜橘适量；辅料：白糖、温水各适量。

【做法】将橘子去皮，分成瓣，再去筋络，然后去核，用消毒纱布压汁，加上白糖拌匀，随意饮用。

【功效】止咳化痰、润肺开胃等。

（4）决明子绿茶

【材料】决明子、绿茶各5克。

【做法】将决明子用小火炒至香气溢出取出，候凉。将炒好的决明子、绿茶同放杯中，倒入沸水，浸泡3～5分钟即可饮服。随饮随续水，直至味淡。

【功效】清肝明目、利水通便，降脂降压等。

11. 预防干燥综合征的米粥有哪些?

张大妈：大夫，我可以喝粥吗，可以喝什么类型的粥？

英萍医生：大妈，你当然可以喝粥了，你可以喝绿豆粥、小麦大枣龙眼粥和鸭梨薏苡仁粥，这些粥具有清热生津止渴的疗效，具有丰富的营养价值，具体做法及用料如下。

（1）绿豆粥

【食材准备】主料：绿豆100克、大米100克；辅料：白砂糖20克。

【制作步骤】将绿豆用温水浸泡2小时，去杂质，再将大米用清水淘净；将绿豆放入锅中，加清水1000克左右，旺火烧滚，移小火焖烧40分钟左右，至绿豆酥烂时，放入

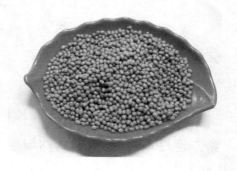

133

大米，用中火烧煮 30 分钟左右，煮至米粒开花，粥汤稠浓即成，加白砂糖拌匀食用。

【功效】清热解毒、解暑止渴、消肿降血脂等。

（2）小麦大枣龙眼粥

【食材准备】主料：糯米 200 克、小麦 100 克、大枣 10 枚、龙眼肉 15 克；辅料：白砂糖 20 克。

【制作步骤】将小麦淘洗干净，加热水浸涨，倒入锅中，加水煮热，取汁水，加入淘洗干净的糯米，洗净去核的大枣和切碎的龙眼肉，用大火烧开后转用小火煮成稀粥，调入白糖即成。

【功效】清热除烦、利尿止渴等。

（3）鸭梨薏苡仁粥

【食材准备】主料：鸭梨 500 克、薏苡仁 100 克；辅料：冰糖 30 克。

【制作步骤】将薏苡仁洗净，清水浸泡后捞起沥干。鸭梨洗净，去皮、核，切成黄豆大小的丁块。将薏苡仁、鸭梨丁和冰糖一同放入锅中，加清水 1000 毫升，烧开后煮至熟即成。

【功效】清热除烦、清心润肺、生津解渴等。

12. 预防干燥综合征的羹有哪些?

张大妈：大夫，我可以喝什么类型的羹？

英萍医生：大妈，百合、枇杷、银耳都具有滋阴润燥的功效，可以用以上几种食物来做羹，具体做法及用料如下。

（1）百合枇杷羹

【食材准备】主料：鲜枇杷 100 克、鲜百合 50 克、鲜藕 30 克；辅料：淀粉、白糖、桂花各适量。

【制作步骤】将鲜藕洗净，切成片，与洗净的百合、枇杷一同入锅，加水煮，将熟时加入适量的淀粉调匀成羹，食用时加白糖和桂花，调味即成。

【功效】滋阴润肺、清热止渴等。

（2）荠菜豆腐羹

【食材准备】主料：嫩豆腐400克、荠菜150克、香菇50克、水面筋50克、素鲜汤800克；辅料：胡萝卜素20克、熟笋30克、植物油20毫升、淀粉20克，精盐、麻油、味精、生姜各适量。

【制作步骤】将嫩豆腐切成小丁，香菇去蒂洗净切成小丁，胡萝卜洗净烫熟也切成丁，荠菜去杂洗净切成末，熟笋切成小丁待用。炒锅下油烧至七成热，放入精盐、素鲜汤、嫩豆腐、香菇、胡萝卜、荠菜、熟笋，再加入味精、生姜末、素鲜汤烧开，用淀粉勾芡，出锅前淋上麻油，起锅装入大汤碗便成。

【功效】滋阴润燥、清热利水。

（3）番茄银耳羹

【食材准备】主料：番茄200克、银耳50克；辅料：白糖适量。

【制作步骤】将银耳用水泡发，洗净，然后放入砂锅中，加水熬至浓稠，再将番茄洗净去皮，切碎捣烂，放入银耳羹中，加白糖调味即成。

【功效】滋阴降火、嫩肤养颜等。

13. 预防干燥综合征的汤有哪些？

张大妈：大夫，我可以喝什么类型的汤？

英萍医生：具体做法及用料如下。

（1）枇杷银耳汤

【食材准备】主料：枇杷150g、银耳10g；辅料：白砂糖40g。

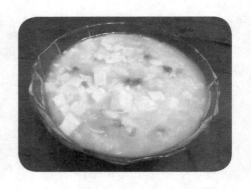

【制作步骤】将银耳用冷水浸发，除根洗净，放入碗内加少量水，上笼蒸1小时左右，使银耳黏滑成熟。将枇杷剥去皮，挖去籽，切成甲片。净锅中加清水500毫升烧开，先下蒸好的银耳，烧滚后再放入枇杷片和白糖，装入大汤碗即成。

【功效】止咳化痰、清热润肺等。

（2）番茄豆腐鱼丸汤

【食材准备】主料：鲤鱼500克；辅料：番茄200克、豆腐200克、木耳10克，葱、生姜、精盐、麻油、淀粉各适量。

【制作步骤】将番茄洗净切块，豆腐切块，木耳洗净切丝；将鲤鱼洗净沥干水分，去刺，剁烂调味，加入少许淀粉、葱姜末、盐，制成生鱼丸；锅内放清水烧沸，放入豆腐块，再烧滚后加入西红柿、木耳，烧滚后投入鱼丸煮熟，放入味精调味；用淀粉少许勾芡，淋香油既可出锅装碗食用。

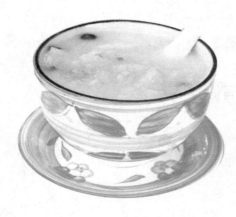

【功效】健脾消食、养阴润燥、生津止渴，去脂降压。

（3）枸杞叶猪肝汤

【食材准备】主料：鲜枸杞叶200克、猪肝200克、枸杞少许；辅料：料酒、葱、生姜、

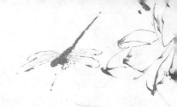

精盐、猪油各适量。

【制作步骤】准备好主料和辅料；猪肝洗净后，再加清水、料酒和盐，把猪肝浸泡30分钟；取出猪肝洗净后切片，加香油、盐、鸡精、白胡椒，腌制30分钟去腥入味备用；锅里放水待水开后，把腌制好的猪肝放入沸水，猪肝变颜色即可捞出待用；取另一锅，放适量水，加入少许姜丝、香油，待水煮沸放入枸杞叶和枸杞；倒入焯过水的猪肝，搅拌均匀；加入盐、鸡精、白胡椒和鸡汁，待水开后煮1～2分钟即可食用。

【功效】清热解毒、养血明目。

第七讲　导引疗法

1. 干燥综合征患者应该如何运动？

张大妈：大夫，我平时可以运动吗？运动的时候应该注意哪些？

英萍医生：大妈，你平时可以运动的项目有很多，适当运动可以增强你的体质。中医学认为"久坐伤肉，久卧伤气"，过于安逸可导致气机不利，脏腑功能衰退。你可以通过运动，增强自身机体的免疫力，提高自己的抗病能力，防止病毒或细菌的侵袭，减少呼吸道的感染，促进疾病的恢复。但你要注意的是，运动要有适度的强度和方法，要循序渐进，持之以恒。从中医角度来看，过度的劳累又可耗损人体气血，损伤形体。从西医角度看，像你这样类型的患者要避免过度劳累，因为过度劳累会影响病情，劳累同时也是疾病复发的一个重要的诱发因素。一般运动应遵循运动量由小到大、锻炼时间由短到长、锻炼次数由少到多的原则，使自己逐渐适应。

有氧运动是一种很好的锻炼类型。所谓有氧运动是指运动时有充足的氧气供应，以有氧代谢为主要能量来源的运动。衡量有氧运动的标准是"心率"，心率保持在每分钟150次的运动量为有氧运动，这种锻炼氧气能充分燃烧你体内的糖分，还可以消耗体内脂肪，增强和改善心肺功能，预防骨质疏松，调节心理和精神状态，是健身运动的主要方式。如步行、慢跑、打太极拳、游泳、骑自行车等。

2. 干燥综合征患者应该如何步行？

张大妈：大夫，步行对于我有什么样的好处，我平时应该怎么步行？

英萍医生：大妈，步行是唯一能够终身坚持的锻炼方式，而且是一种安全的、适量的运动。有规律的步行可以降血压、促进心脑的血液通畅，预防骨质疏松；步行还能促进全身血液循环，改善大脑与自主神经功能，提高智力水平，预防老年痴呆。

步行时要做到三宜：一，宜轻松，就像在空闲的庭院里随意散步一样，这样才能全身气血平和，百脉畅通，这是其他运动形式所不能达到的。二，宜从容和缓，不宜匆忙，更不能因为不重要的事情烦心，要顺其自然，到达益智养神。三，宜循序渐进，量力而行，做到行动而不感觉到疲劳，否则容易损伤身体。

散步的速度也有规定。缓步是步频缓慢，步幅不大的步行，行走要稳健，每分钟在 60～70 步，这种方式适合于老年体弱者。快步是步频稍快，步幅也不太大的步行，每分钟 120 步左右，这种散步比较轻快，可振奋精神，兴奋大脑，能使腿肌增加力量。还有一种比较自由的逍遥步，时快时慢，且走且停，行走一段路程后可以休息，继而再走。

3. 干燥综合征患者应该如何慢跑？

张大妈：大夫，慢跑对于我有什么样的好处，我平时应该怎么慢跑？

英萍医生：大妈，慢跑是一种中等强度的有氧运动，目的在以较慢或中等的节奏来跑完一段相对较长的距离，以达到热身或锻炼的目的。

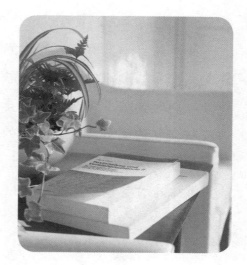

跑步的节奏应该尽可能的维持不变，身体保持伸直，双臂要弯曲，两手放松，头不能来回摆动。呼吸要有节奏地跟着跑步的步伐，尽量要用鼻子吸气，用嘴巴呼气，这样可以避免岔气。

跑步虽简单，但如果姿势不正确，不仅达不到理想的保健疗效，还有可能给身体带来一定的损害。

跑步的时候，腿部动作应该放松。一条腿向后蹬时，另一条腿屈膝向前摆，小腿自然放松，依靠大腿的前摆动作，带动髋部向前上方摆出。以脚跟先着地，然后迅速过渡到全脚掌着地。

不能全脚掌着地的方式跑步，长此以往易引发胫骨骨膜炎。

此外，跑步时自然摆臂，这很重要。正确的摆臂姿势可以使你的身体维持平衡。摆臂的时候肩部要尽量放松，两臂各弯曲约 90°，两手半握拳，自然摆动，向前摆动的时候稍向内，向后摆动的时候要稍向外。

4. 干燥综合征患者应该如何游泳？

张大妈：大夫，我可以游泳吗？

英萍医生：当然可以，大妈，当你在游泳过程中，你的身体受到冷水的刺激的时候，皮肤血管要收缩，以防热量扩散到体外。同时你的身体又加紧产生热量，使皮肤血管扩张，改善对皮肤血管的供血，这样长期的坚持锻炼能使皮肤的血液循环得到加强，改善皮肤干燥的症状。

游泳的水温通常在 26～28℃，在水中浸泡散热快，耗能大。为尽快补充身体散发的热量，用来供冷热平衡的需要，神经系统会马上快速做出反应，使人体新陈代谢加快，增强人体对外界的适应能力，抵御寒冷。经常参加冬泳的人，由于体温调节功能改善，就不容易伤风感冒，还能提高人体内分泌功能，使脑垂体功能增加，从而提高对疾病的抵抗力和免疫力。

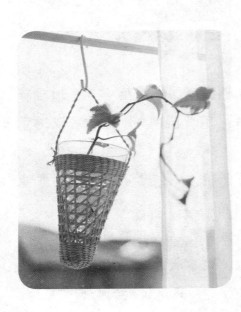

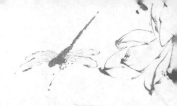

5. 干燥综合征患者应该如何骑自行车？

张大妈：大夫，我可以骑自行车吗？

英萍医生：当然可以。首先，要选择适当的天气进行室外自行车运动。春、夏、秋季都可以，尽量不要选择冬季，无论从室外温度或道路交通等原因，冬季均不适宜。在春、夏、秋季节，尽量选择室外温度为 18～24℃，没有大风天气，且空气湿润、无污染为佳。

其次，骑自行车的时候还要做好防护措施。选择一辆适合自己的自行车，穿着休闲，保持心情舒畅，衣服材质尽量选择防风面料，以防止骑行时由于风力过大造成皮肤水分的大量散失；戴帽子或骑行头盔、防风眼镜、肘膝关节防护装置等安全设备。

再次，要掌握好骑自行车的速度。骑行时在保证道路交通安全的情况下，根据自己的体力来选择骑行速度，当感觉到全身微微有一点出汗时就可以适当调整速度，匀速行驶。

最后，骑自行车的过程中要准备好备用物品。带好饮用水、眼药水等常用物品。室外骑行对干燥综合征患者是一种很好的锻炼方式，既锻炼了身体，也陶冶了情操，呼吸一下大自然的新鲜空气，让自己安全的放松下来，对身体健康和疾病的恢复大有益处。

6. 干燥综合征患者可以打太极拳吗？

张大妈：大夫，打太极拳对我的病有作用吗？

英萍医生：太极拳是一种增强体质的健身运动和防治疾病的有效手段，实验研究证明，太极拳可以促进血液循环，降低

141

心肌耗氧量，减轻心脏负担，改善心肌供血，提高心排血分数，从而增强心脏功能；增加肺活量，增强肺通气和换气功能；改善神经系统，特别是自主神经的功能，增强人体运动的协调性和平衡能力；使胃肠蠕动增强，消化液和消化酶分泌增加；调节垂体或神经／内分泌中枢，改善靶腺功能，促进机体代谢，增强人体免疫力，抗御疾病，延缓衰老。

7. 干燥综合征患者应该如何做有氧操？

张大妈：大夫，我应该如何做有氧操？

英萍医生：有氧操是一种运动强度恰如其分的体操，非常适合于心肺功能和肌肉力量的逐步增强，同时确保营养素的需氧呼吸，避免人体内的"燃烧"的浪费。有以下几种方法。

（1）折叠单车站姿爬坡：首先调节好适合自己的位置，收腹、背部要挺直，身体要往前倾。

注意肘关节保持自然弯曲，站姿踩行时一定要加阻力，不能空踩，保持自由呼吸。最好选择厚底的鞋子。这个动作能锻炼到股四头肌和臀大肌，增加肌肉的肌耐力和肌力量，提高心肺功能，也可以减脂和缓解压力。

（2）折叠前踢腿：双脚分开，腹部收紧，膝关节自然弯曲，双手护脸，将左腿抬高90°，然后放下，将右腿踢出去。踢出时，膝关节自然弯曲。

注意不能过于追求踢脚的高度，以免造成损伤，应根据自己的具体情况逐步提高训练。这个动作能锻炼到股四头肌、小腿和臀部，能够快速减肥，改善肌肉协调，还是一个简单的防身动作。

（3）折叠背靠球箭步蹲：将健身球放在墙上，背靠在球上，收紧腹部，双手放在腰的两旁，两脚前后相差斜45°，两脚尖往前，箭步蹲时前后保持90°，两秒后换脚重复。

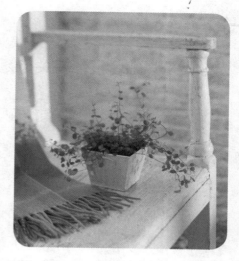

注意右腿前弓，弯膝90°时，左脚接近地面，身体始终保持中立，不要前倾后仰，健身球要注意稳定。过程中保持自然呼吸。这个动作可以锻炼到股四头肌和臀部，对提臀和塑造腿部曲线都很有帮助。

（4）折叠杠铃操：首先准备好2个小的杠铃片，两脚慢慢分开，腹部收紧。下身保持不动，身体转向右边，同时左手向前伸，右手弯曲成90°，然后重复另一边。

注意肘关节不能高过肩，保持关节自然弯曲，不要盲目加重量。过程中跟着音乐的节奏，自然调整呼吸。这个动作能锻炼到肩部。

（5）折叠球上仰卧起坐：将健身球放好，使腰背躺在上面，双脚弯曲至90°支撑，将一只手放在后脑勺，另一只手的指头按住腹部，将身体往上卷，腹部收紧，保持2秒，然后慢慢恢复到原始状态。

注意，腹部要始终收紧，健身球一定要稳定好，动作放慢，如果感觉颈部很累，可以将下巴微收。卷腹起来时呼气，恢复时吸气。这个动作可以锻炼腹直肌，减少腹部多余脂肪，增强腰腹的力量，还可以锻炼身体的平衡，改善肠胃功能，尤其对便秘有很大帮助。

8. 干燥综合征伴有关节疼痛患者应该如何运动?

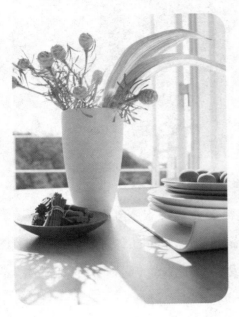

张大妈：大夫，我的关节时常伴有疼痛，我应该做些什么运动?

英萍医生：大妈，关节疼痛是这种疾病较为常见的症状，仅有小部分表现有关节肿胀，但多不严重，且呈一过性。根据疼痛的关节不同，可选择以下运动。

（1）指关节操：握拳与手指交替运动。握拳时可紧握铅笔或粗一点的棍棒；平伸时可将手掌和手指平贴桌面，或两手用力合掌。

（2）腕关节操：两手合掌，反复交替用力向一侧屈曲，亦可紧握哑铃做手腕伸屈运动。

（3）肘关节操：手掌向上，两臂向前平举，迅速握拳及屈曲肘部，努力使拳达肩，再迅速伸掌和伸肘，反复进行多次然后两臂向两侧平举，握拳和屈肘运动如前。

（4）肩关节操：一臂由前方从颈旁伸向背部，手指触背，同时另一臂从侧方（腋下）伸向背部，手指触背，尽量使两手手指在背部接触，每天反复多次。

（5）踝关节操：坐位。踝关节分别做屈伸及两侧旋转运动。

膝、股关节操：下蹲运动与向前抬腿运动，每回重复活动
10～15次，每次2～3回。

9. 干燥综合征应该如何进行气功疗法？

张大妈：大夫，我练气功的时候要注意哪些？

英萍医生：大妈，气功是通过姿势调节、呼吸锻炼、身心松弛、意念集中和运用有节律的动作的一种锻炼方法。既调身（姿势），调心（入静）、调气（呼吸），使你的中枢神经系统活动协调平衡，对全身器官系统起到自我按摩和疏通气血作用，将其功能及生化过程推向新水平，整个机体处于一个高效率、低消耗的新状态，使内在丰富的抗病潜力得到充分的释放和激发，故能保健强身、防治疾病、延年益寿，对干燥综合征患者也有一定的辅助治疗作用。

练功要有信心和恒心，不能三心二意，三天打鱼，两天晒网，贵在坚持不懈。练功前10分钟停止一切活动，解大小便，松解身体各部束紧之物，安静环境，排除思绪杂念，集中入静，但不能思睡。要松静自然，意气相合，用意不用力。上虚下实（上身放松，运气沉留身体下部）的固定功法。静与松要求身体各部关节肌肉放松，呼吸和意守，呼吸不勉强不用力，意引气行，气随意至，顺乎自然；意守不能强守，要若有若无、似守非守。早中晚饭后休息练功为宜。练功要根据自己病情和生活活动情况量力而行，不可勉强。

145

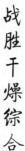
第八讲　心理疗法

1. 情志因素对干燥综合征有影响吗?

张大妈：大夫，情志因素对干燥综合征有影响吗？

英萍医生：当然有影响，中医学在各种疾病的发病理论研究中非常重视情志因素，情志不畅可以导致许多种疾病的产生，而所产生的疾病又可以反作用于情志因素而加重病情，形成因情志起始的恶性循环。中医学认为肝主疏泄，可以调达人体气机，调节人的情志。说明肝对情志的影响很重要，因此在对干燥综合征患者进行诊治的时候，尤其要注意情志因素，不可忽视。

2. 心理治疗对干燥综合征有作用吗?

张大妈：大夫，心理治疗对干燥综合征有作用吗？

英萍医生：当然有作用，大妈。干燥综合征患者在得知自己所患的疾病时，心理上会受到一定的打击，毕竟在现代社会看来，健康才是最重要的。所以，注重加强对干燥综合征患者的心理治疗不容忽视。首先，患者要建立自信心，不要轻易地被疾病压垮，用一种坚强而乐观的态度去面对，恐惧只是暂时的，只有与病魔抗争到底才有痊愈的希望。其次，积极配合治疗，保证治疗效果，关

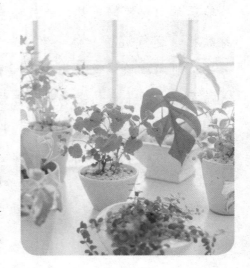

于病情的一切情况都可以与医生沟通，让医生充分了解自己的病情，才能给出更有效的治疗方案。最后，需要有适合的倾诉对向，将自己患病以来所有的不愉快都倾诉出来，而这

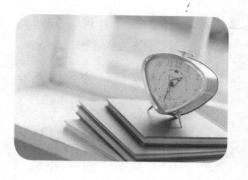

个倾诉对象可以是自己的家人或朋友，也可以是一盆花、一棵树、一条河等。总之，不要让这些不愉快的东西藏在心里，给自己造成更大的压力。

心理的疏导可以有效地缓解患者的情绪，使原本消极的负面情绪变得乐观向上起来。没有了坏心情的困扰，生活也就充满了希望，再积极配合治疗，人生也回到了轨道上，继续自己的幸福生活。《灵枢·师传篇》中说："人之情莫不恶死而乐生。告之以其败，语之以其善，导之以其便，开之以其所苦"。说明古人也很重视心理疏导疗法，而现代的人们也应该把这种心理疏导方法应用到生活、学习、工作中去，才能更好地应对各种烦恼。

3. 干燥综合征患者应该如何进行心理调整?

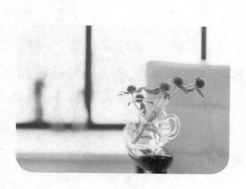

张大妈：大夫，我应该怎么样进行心理调整？

英萍医生：大妈，干燥综合征的患者由于长期受疾病的折磨，易产生抑郁、自卑等不良情绪，甚至产生拒绝治疗的

情绪。对于患者来说，如何进行心理调整尤为重要。首先，我们要正视疾病，增加与医生和患者之间的交流，与朋友多交流，倾诉内心的感受，增进人际关系，建立与社会环境之间的正常关系，克服逃避环境、孤僻、衰退、离群独处等，减少生活的单调和苦闷，消除对

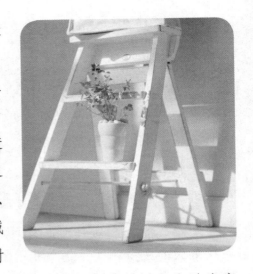

疾病的恐惧心理，同时取得家属的支持与配合，树立战胜疾病的信心。在平时多听轻松的音乐、笑话、相声等，保持心情舒畅。在治疗结束后做些力所能及的事情，如看书、织毛衣、绣花等，分散注意力，另外要重视自我肯定的作用。

4. 干燥综合征患者应该如何进行心理护理?

张大妈：大夫，像我这样的干燥综合征患者应该怎么样进行心理护理呢?

英萍医生：大妈，干燥综合征经久不愈迁延反复，以及身体上的不适状态，极易导致患者心理焦躁郁闷，气血郁滞，产生抑郁的状态，因此在治疗中要重视心理护理。心情开朗，气血和畅，有利于疾病的缓解。为患者讲解干燥综合征的一些疾病常识，让患者对病症有所了解，这样可以使患者更好地控制自己的情绪，让自己处于一个心理平衡阶段。同时还让患者保持乐观的心态，让患者树立起对抗病魔且战胜病魔的信心。通过列举实际病例和治疗的实际效果，让患者从心里彻底摆脱对

该病的恐惧，并能把自身的感受及时同医护人员进行沟通，以取得最为及时和准确的治疗。帮助患者养成良好的生活和饮食习惯等，进而把这些逐渐变成患者日常生活中的自觉行动，这对患者提高自身免疫力会起到事半功倍的理想效果。

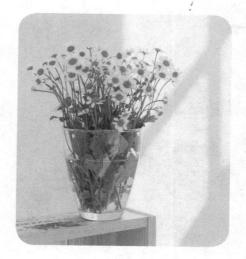

5. 干燥综合征的护理措施有哪些?

张大妈：大夫，干燥综合征的护理措施有哪些?

英萍医生：大妈，在治疗干燥综合征患者的同时，还应该注重护理干预，如健康教育、饮食护理、用药护理、口腔护理、心理护理等措施，帮助患者答疑解惑，从而提高生活质量。加强患者的护理管理，消除不利因素，确保药物按标准治疗方案使用，以提高药物疗效、控制疾病进展，提高患者治疗的依从性和生活质量。

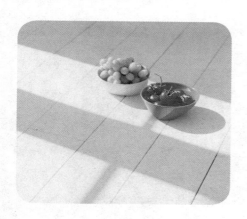

6. 干燥综合征患者应该如何进行眼睛护理?

张大妈：大夫，我得了干燥综合征，应该怎么样进行眼睛护理呢?

英萍医生：大妈，眼睛干

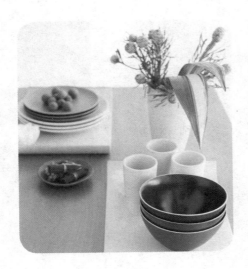

燥是本病最常见的临床表现。常常出现眼睛异物及烧灼感，或眼前幕状遮蔽感觉。针对这些症状，嘱患者避免强光刺激，外出戴遮阳镜、打遮阳伞。坚持每天用生理盐水冲洗眼部及保持湿润，必要时给患者滴入眼药水或人工泪液，减少看书、看报、看电视等活动，切忌"目不转睛"，防止视疲劳，不妨频繁眨动眼睛，注意空调不要吹太久，房间里应使用加湿器，使空气中湿度加大，减少患者泪液的蒸发，并常为患者开窗，使空气流通，也有助于眼睛保持滋润；注意休息，避免熬夜及异物内侵，保护眼结膜，必要时夜间可戴软性眼罩，以防泪液蒸发。眼部一旦发生感染，及时抗感染并对症治疗。

长期从事电脑操作者，要注意坐姿，尽量保持与电脑屏幕60厘米以上距离，调整为一个适当的姿势，使视线能保持向下约30°，这样的一个角度可以使颈部肌肉放松，并且使眼球表面暴露于空气中的面积减到最低。做眼保健操，可以调整眼及头部的血液循环，调节肌肉，改善眼疲劳，预防眼睛干涩。还应多吃一些新鲜的蔬菜和水果，增加维生素A、B族维生素、维生素C、维生素E的摄入。

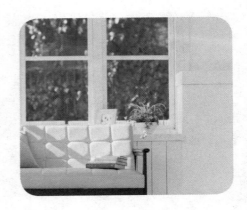

7. 干燥综合征患者应该如何进行口腔护理？

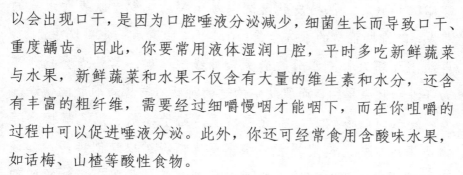

张大妈：大夫，我应该怎样进行口腔护理？

英萍医生：大妈，你之所以会出现口干，是因为口腔唾液分泌减少，细菌生长而导致口干、重度龋齿。因此，你要常用液体湿润口腔，平时多吃新鲜蔬菜与水果，新鲜蔬菜和水果不仅含有大量的维生素和水分，还含有丰富的粗纤维，需要经过细嚼慢咽才能咽下，而在你咀嚼的过程中可以促进唾液分泌。此外，你还可经常食用含酸味水果，如话梅、山楂等酸性食物。

平日用麦冬、沙参、甘草等中药泡水代茶保持口腔湿润。

每日早晚用牙刷刷牙、漱口，注意动作轻柔，选用不含除垢剂的牙膏以减少对口腔的刺激，使用含有氟化物的牙膏以减少牙釉质的流失。

每日做鼓腮状，同时用手叩击同侧腮腺部位数次，或按摩腮部和下颌部以刺激腮腺分泌。

经常到口腔科检查，防止或延迟龋齿的发生，有龋齿者要及时修补，以免延误最佳治疗时期；忌烟酒，减少物理因素的刺激，部分重症干燥综合征患者要做好口腔护理，注意预防口腔真菌感染的出现，口腔念珠菌感染者可用制霉菌素。

8. 干燥综合征患者应该如何进行皮肤护理？

张大妈：大夫，我应该怎样护理我的皮肤？

英萍医生：大妈，你的皮肤干燥及发热是由于皮脂腺分泌减少，散热机制受影响。所以尽可能不要在炎热的地方停留，防止高热中暑，内衣裤质地以纯棉为佳，并要勤换衣裤、被褥和保持皮肤清洁。

要少用或不用碱性肥皂，选用中性肥皂，洗浴后涂一些含油脂的护肤膏，保持皮肤湿润以防干裂。减少皮肤表面水分的蒸发，以维持正常的水分含量。在冬天，回家后一定要洗手洗脸，再涂上面霜来补充水分。避免紫外线的照射，紫外线会杀死弹力纤维和胶原蛋白，而肌肤中的这两种物质支撑着肌肤的饱满。

发热时，多饮水，补充电解质，给予冰敷、温乙醇擦浴等物理降温措施。有皮损者应根据皮损情况予以清创换药，如遇感染可适当使用抗生素。有阴道干燥瘙痒、灼痛，应注意阴部卫生，可适当使用洁尔阴洗液或润滑剂，如甘油、蓖麻油等。性生活前，可在阴道局部使用水溶性的液体，如丙酸胶来改善性生活中的困难，绝对不要选择油性制剂。润滑剂能提高性生活质量。

9. 干燥综合征患者应该如何进行呼吸道护理？

张大妈：大夫，我应该怎样进行呼吸道护理？

英萍医生：你要将室内相对湿度控制在 50%～60%，温度保持在 18～21℃，可以缓解呼吸道黏膜干燥所致干咳等症状，并预防感染。对痰黏稠难以咳出的患者可做雾化吸入。必要时可加抗生素和糜蛋白酶，以控制感染和促进排痰。

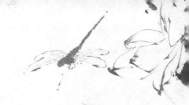

10. 干燥综合征患者应该如何护理鼻腔？

张大妈：大夫，我的鼻腔干，应该怎么样进行护理？

英萍医生：大妈，对于鼻腔干燥的人，可以用生理盐水每日4次滴鼻，保持鼻腔湿润，但禁用油性润滑剂，以免引起类脂性肺炎。当鼻腔干燥不适时，禁止用手指抠鼻，避免损伤毛细血管引起鼻腔出血。注意预防呼吸道感染，可自行按压鼻旁的迎香穴，每次5～10分钟。

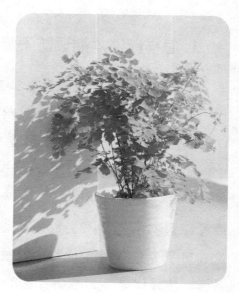

11. 干燥综合征患者伴有关节、肌肉疼痛的应该如何进行护理？

张大妈：大夫，我的关节、肌肉疼痛，应该怎样进行护理？

英萍医生：大妈，70%～80%的干燥综合征患者有关节、肌肉疼痛，急性期应多卧床休息，注意保暖、缓解疼痛，避免引起疼痛的各种诱因如寒冷、潮湿、感染、吹风，注意肢体保暖，减少疾病的反复发作。还可以用热水浸泡关节疼痛部位，以松弛肌肉、改善循环、减轻疼痛。

第九讲　日常调护

1.怎样能够早期预防干燥综合征?

张大妈:大夫,干燥综合征应该如何进行早期预防?

英萍医生:大妈,该病目前尚无有效的预防方式,但注意以下几点会有助于避免疾病的发生或使疾病得到早期控制。

(1)病因预防:国内外的医学研究普遍认为干燥综合征与遗传因素、环境因素及性激素水平有关。环境因素中的病毒感染可能诱发本病。人类疱疹病毒、逆转录病毒和丙型肝炎病毒是目前研究最多且干燥综合征发病相关的病毒。所以坚持体育锻炼,增强体质,预防病毒感染会有助于避免疾病的发生。

(2)加强科普教育,争取早期诊断早期治疗:研究发现干燥综合征患者的预后良好,无内脏受累者生存时间接近普通人群。因此加强本病的宣传教育,普及民众对该疾病的认识,及时就诊,获得早期诊断和早期治疗,就可控制疾病的进展,不致产生对内脏的损害而形成不良的预后。

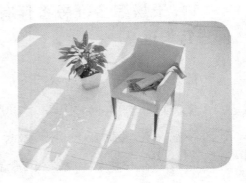

2.什么是干燥综合征的一级预防?

张大妈:大夫,什么是干燥综合征的一级预防?

英萍医生:大妈,干燥综合征的一级预防是尽量避免诱发

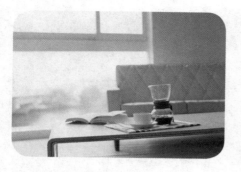

免疫反应因素，如风暑燥火等，是预防自身免疫性疾病的关键。

（1）保持乐观情绪：现代免疫学研究证明，机体的免疫功能同样受神经核内分泌因素的调节，因此保持乐观的情绪对维持机体的正常免疫调节功能是很重要的。

（2）坚持锻炼身体：体育锻炼或参加适宜的体力劳动是增强体质、提高机体抗病能力的重要方法。体育锻炼可加强人体对外界环境变化的适应性，减少发病机会，如做保健操、练气功、散步、打太极拳、温水擦身或温水浴。

（3）劳逸结合：中医历来主张饮食有节，起居有常，不妄作劳，强身健体。生活规律，节制饮食，劳逸适度，才能保持精力充沛和体魄健壮，避免外在致病因素的侵袭。

（4）避免诱发因素：例如当夏季到来时，阳光直射，容易加剧干燥综合征患者的皮肤损害，甚至引起全身病情的波动，暴晒加上劳累使病情剧烈变化。其他如 X 线等过多暴露接触，也可能引起本病的加剧，不可忽视。

（5）注意卫生，预防感染：预防感染是减少自身免疫性疾病发病的重要环节，患者常出现咽痛、咳嗽等症状，可选用适当的抗生素进行治疗。应根治感染病灶，如慢性扁桃体炎、

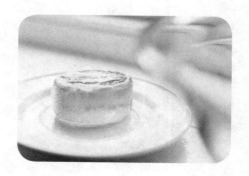

鼻窦炎、慢性中耳炎、龋齿等。

（6）避免滥用药物：目前医源性疾病日渐增多，已引起医学界的广泛重视。由于许多药物免疫药理作用尚不完全清楚，所以滥用就容易使一些具有半抗原性质的物质进入人体内，从而引起免疫病理损害，产生各种自身免疫性疾病。如抗抑郁药物、阿托品会抑制腺体的分泌，加重患者口干、眼干的症状。

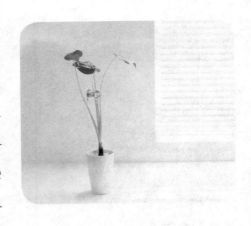

3. 什么是干燥综合征的二级预防？

张大妈：大夫，什么是干燥综合征的二级预防？

英萍医生：大妈，干燥综合征的二级预防要做到以下几个方面。

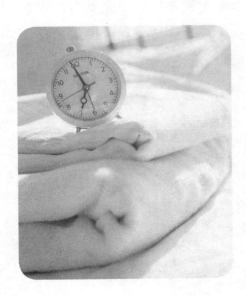

（1）早期诊断：干燥综合征为系统性疾病，可累及各个系统，临床表现多样化，而且起病隐匿，缓慢进展，不易早期诊断。中年女性如出现猖獗齿，反复腮腺肿大，眼睑反复化脓性感染，眼眦有脓性分泌物，非感染性器官损害，原因不明的肾小管中毒等，应高度怀疑本病，进行自身抗体检

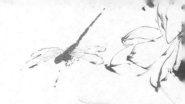

查，眼和口腔有关检查，有助于早期诊断。

（2）早期治疗：主要是代替和对症治疗，预防因口眼干燥而引起的继发性病变。

4. 什么是干燥综合征的三级预防？

张大妈：大夫，什么是干燥综合征的三级预防？

英萍医生：大妈，干燥综合征的三级预防要做到以下几个方面。

（1）坚持治疗：干燥综合征患者预后相对较好，但合并淋巴瘤的概率较健康人高44倍，所以坚持治疗，有利于疾病的缓解。

（2）定期随访：对于干燥综合征的患者要定期随访，定期了解患者的病情变化和指导患者康复训练。

（3）中医辨证施治。